Där ingen kunde nå mig

Om dissociation – en antologi 2021

Utgiven av föreningen Om dissociation

Redaktör: Linnéa Regnlund

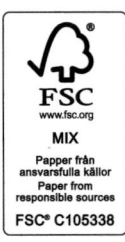

Omslagsbild: Flo Fermelin
Logotyp och grafik: Jessica Anerfält
Layout och sättning: Linnéa Regnlund
Typsnitt: Adobe Hebrew

ISBN: 978-91-7969-262-9
Förlag: BoD – Books on Demand,
Stockholm, Sverige
Tryck: BoD – Books on Demand,
Norderstedt, Tyskland

dissociation.nu
instagram.com/antologiprojektet
facebook.com/antologiprojektet

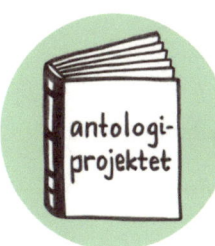

Innehåll

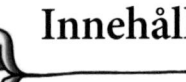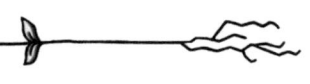

En liten eller yngre del berättar

Brev till mig själv

Inledning

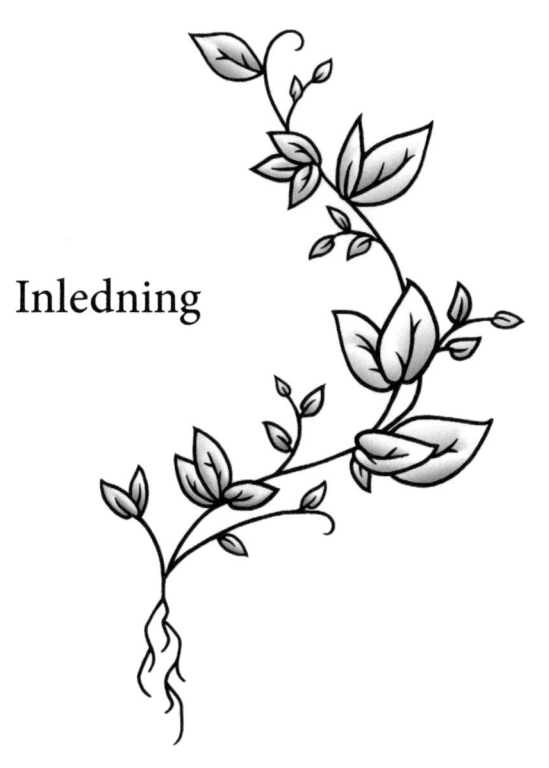

Förord

Linnéa Regnlund

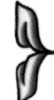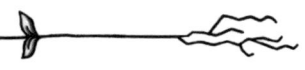

Jag känner mig lite tom på ord när jag sätter mig för att skriva det här förordet. Det har varit ett konstigt år, det som gått. Vad har jag att säga? Nästan ingenting, känns det som. Pandemin har format så mycket, skapat ett undantagstillstånd. Samtidigt kan det vara helt andra saker som är de jobbigaste i just ens eget liv. Speciellt om man redan mådde dåligt. Det är komplicerat det där. Jag har ofta upplevt det som att det varit en värld i kris som får en jättechans att se och ifrågasätta de strukturer som handlar till exempel om makt, om vad som ses som viktigt och om hur sjuka och utsatta behandlas. Det har också varit en chans att skapa förändring. Vilket inte skett. Det har snarare blivit att strukturerna förstärkts. Det är ju inte precis någon slump att de rikaste länderna fått fler vaccindoser än de fattigaste, eller att Sveriges coronastrategi slagit hårdare mot de sjuka och de som redan levde i socialt utsatta områden, än mot den friska medelklassen.

Jag tycker att det gör ont, att det är som det är. Världen skaver i mig. All oförmåga och all ovilja att ändra något gör ont, eftersom oviljan finns där nästan oavsett vilket pris det har att inte skapa förändringen. Ett sätt att orka med det kan vara att skapa bubblor av något annat. Bubblor dit världens oförmåga inte behöver nå in. Som en plats där det går att andas ut och få vara i något annat en stund.

Jag behöver dem så mycket, de där bubblorna, och söker efter dem med vänner, i böcker och filmer, eller i olika projekt som jag kan vila i. Det är en avskärmning som inte är destruktiv utan stärkande. Och kanske är det så jag ser på det här antologiprojektet också. Som en bubbla, som något annat. En plats med andra regler.

I de här böckerna är det inte konstigt eller avvikande att vara dissociativ. Alla som är med är det. Alla som skrivit en text eller bidragit med en bild är det. Här kan vi finnas tillsammans en stund, och få känna att det finns andra som också vet. Andra som också har upplevt det som kan vara skrämmande, ensamt eller som kan göra att man känner sig avvikande och konstig bland andra människor.

Och visst, ni som inte är dissociativa är välkomna till böckerna, och välkomna att ta del av deras innehåll. Ni får gärna läsa och försöka förstå, men de är inte riktigt era ändå. Det här är vår plats, för att försöka förklara, vilja skildra eller bara uttrycka något som handlar om dissociation. Era tankar kan få plats på andra ställen. Här är det vi som får plats, vi som får finnas.

Jag tror det är bra med uppdelning ibland. Det pratas mycket negativt om filterbubblor och liknande, men ibland behövs bubblorna. De platser där inte vad som helst kan finnas. Där det går att andas ut och veta att här är normerna inte desamma, här går det att få känna sig vanlig, åtminstone nästan. Åtminstone går det att få känna sig mindre ensam.

Här kan vi finnas tillsammans, så tänker jag. Och jag tänker att det är viktigt.

Projektet är också något som skapas av oss tillsammans, även om jag håller i trådarna. Jag vill tacka alla som är med om att skapa det här. Alla som skriver, målar eller fotograferar. Alla som skickar in något även om det känns läskigt. Alla som är med i arbetet på vägen, som hjälper till att välja teman, utse omslagsbild och bestämma titel. Alla som hjälper till att läsa texter och ge konstruktiv kritik, och alla som är del av föreningen Om dissociation.

Vi kan finnas tillsammans. Ja, världen gör ont, den skaver och är svår att handskas med. Men det är inte allt. Det finns små bubblor av något annat också. Bubblor där vi kan mötas och göra något tillsammans. Kanske ändrar det något för någon. Jag hoppas det och jag tror det.

Linnéa Regnlund
Trollhättan, 28 april 2021

dissociation.nu
instagram.com/antologiprojektet
facebook.com/antologiprojektet

Triggervarningar

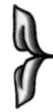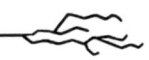

Det är svårt med triggervarningar, helt enkelt för att vad som helst kan vara triggande. Vad som helst kan vara förknippat med traumatiska minnen och kasta läsaren in i PTSD-symptom eller dissociation. Även om man tänker att det bara ska varnas för det värsta, var ska gränsen gå? Det är allt annat än självklart.

I den här boken finns några triggervarningar. Jag har valt att bara sätta varningar på de texter där jag upplever det som att en situation med våld, övergrepp eller en annan potentiellt traumatiserande situation beskrivs så att jag ser den framför mig. Det är ändå svårt att avgöra var varningarna ska finnas och var de inte ska göra det. Förmodligen kommer det kännas som att någon av de triggervarningar jag satt är onödig och det är också möjligt att det upplevs som att det saknas en varning på någon annan text.

Egentligen vill jag varna för allt i den här boken. Är du traumatiserad kan det vara befriande att läsa den, att se att andra upplever något liknande, men det kan också vara svårt. Mår du dåligt av att läsa så lägg undan boken ett tag. Kanske går det bättre längre fram. Gör dig inte illa genom att ta del av mer än du egentligen orkar. Det är viktigt att du är rädd om dig. Du är viktig. Eller ni, om ni är flera inuti. Allihop är viktiga. Ta hand om er och läs bara om ni orkar.

Vad är dissociation?

Linnéa Regnlund

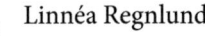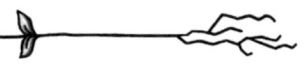

Den här texten har även publicerats i tidigare antologier. Några små språkliga ändringar har gjorts.

Det är i stort sett omöjligt att ge ett enkelt svar på frågan om vad dissociation är. Dissociation är ett begrepp som innefattar en rad olika tillstånd och symptom, som inte alltid är särskilt lika varandra. För att göra det ännu mer komplicerat finns det ingen enhetlig definition av begreppet dissociation eller någon gemensam avgränsning kring vilka tillstånd som ska räknas med.

Jag ska i alla fall försöka mig på att göra en översikt över vad dissociation kan vara, men det är lika bra att börja med att säga att det inte är lätt och att det är rätt rörigt. Det känns som att ingen är överens med någon annan om någonting alls.

Jag försöker att göra texten så enkel som möjligt, men är du utan förkunskaper kan den nog ändå upplevas som tung att läsa. Du måste inte läsa den om det känns för jobbigt eller inte intresserar dig. Den finns här för den som vill fördjupa sig lite mer i den teoretiska biten. Alla texter som finns i boken är på sitt sätt en liten bit av svaret på frågan "Vad är dissociation?" och det är de andra texterna som är de viktigaste i den här boken, de olika personliga berättelserna.

Jag har valt att dela in den här texten i tre delar. Först går jag igenom några olika modeller med idéer om hur man kan förstå dissociation. Efter det går jag igenom de olika dissociativa tillstånden. Till sist skriver jag lite om hur det kan vara att uppleva dissociation och väldigt kort om behandling.

Olika modeller för att förstå dissociation

Ett dissociativt spektrum

En av de mest kända modellerna som rör dissociation utgår från en idé om att all dissociation egentligen är samma fenomen som kan ta sig olika uttryck och ha olika allvarlighetsgrad. Det är en modell som handlar om det dissociativa spektrumet.

Vad är då det dissociativa spektrumet? Inom den här modellen tänker man sig att det finns fem kärnsymptom inom dissociation: amnesi, depersonalisering, derealisering, identitetsförvirring och identitetsvariation. Dessa symptom går att ha i olika kombinationer och vilka av dem man har avgör vilken diagnos inom det dissociativa spektrumet som är aktuell. Man anser att det finns några huvudsakliga diagnoser: dissociativ amnesi, dissociativ fugue, depersonaliseringssyndrom och dissociativ identitetsstörning (DID).

Det finns olika allvarlighetsgrader av dissociation. Man menar att det finns dissociation som är normal och kan vara en del av vardagslivet, som till exempel att dagdrömma. En person kan också ha en dissociativ episod eller reaktion, där dissociationen är ett sätt att skydda personen i situationer som annars skulle bli överväldigande. Det kan vara när man utsätts för fara eller något som gör att man tror att man ska dö, alltså en situation med extremt stark stress. Dissociationen är enligt det här synsättet även då normal, och den blir inte ett problem förrän den finns kvar även efter att faran eller hotet försvunnit bort, eller när den aktiveras i situationer där det inte finns något egentligt hot.

Det går att avgöra om dissociationen är en normal reaktion genom hur människor själva beskriver den. Dissociativa reaktioner beskrivs som milda både i symptomens styrka och hur mycket obehag de skapar. De som har ett dissociativt syndrom beskriver däremot det som att dissociationen påverkar dem mer negativt, de har också fler och starkare symptom och bland annat påverkas minnet i högre utsträckning.

Man kan tänka på det dissociativa spektrumet som att det handlar om olika grader på en skala. I ena änden finns den mildaste dissociationen som är helt oproblematisk, till exempel hypnos eller att man automatiserar ett beteende så man inte tänker på vad man gör. En lite svårare grad av dissociation är en dissociativ episod som kan bero på skräck, förtryck eller en överhängande fara.

Efter det finns de mildaste formerna av dissociativa syndrom, dit amnesi, fugue och depersonalisation räknas. Det följs av posttraumatiskt stressyndrom (PTSD), atypiska dissociativa syndrom och dissociativ identitetsstörning (DID). Den allvarligaste formen av dissociation är polyfragmenterad DID. Vad de olika formerna innebär kan du läsa om under rubriken "Dissociativa tillstånd och diagnoser" längre fram i den här texten.

Frasen "det dissociativa spektrumet" kan också användas i betydelsen "alla olika dissociativa tillstånd" utan att man menar just denna tolkning och indelning av tillstånden.

Avtrubbning och avskärmning

En annan modell kallas för den bilaterala. Den är inte så känd, men står för en något annorlunda syn. Till skillnad från idén med det dissociativa spektrumet innehåller den här modellen tanken att det som kallas för dissociation egentligen rör sig om två olika fenomen, två grupper av tillstånd.

Det ena fenomenet är då avtrubbning, eller detachment, som det kallas på engelska. Med avtrubbning menar man att man kan hamna i ett förändrat medvetandetillstånd. Då kan man känna det som att man har sig själv eller det man har runt omkring sig på avstånd (eller båda). Det kan handla om tillfälliga tillstånd som uppstår till exempel vid intensiv skräck. Det kan också handla om tillstånd som finns kvar över längre tid eller blir kroniska, och som kan påverka ens liv i stor utsträckning. Avtrubbning kan motsvara vad om annars brukar kallas för depersonalisation eller derealisation.

Det andra fenomenet är avskärmning (kompartmentalisering), som kallas för compartmentalization på engelska. Avskärmning är ett fenomen där man blir oförmögen att medvetet ha kontroll över vissa handlingar eller intellektuella processer som man i vanliga fall kan styra över. Informationen förloras inte, inte heller de känslomässiga delarna av det man varit med om, men man når inte dem eftersom man avskärmat sig från dem. Dissociativ amnesi och oförklarade neurologiska symptom som till exempel kramper, stupor eller tappad känsel kan vara ett resultat av avskärmning. När det kommer till mer komplexa tillstånd som fugue eller dissociativ identitetsstörning menar de som står bakom den bilaterala modellen att det förmodligen kan klassas som avskärmning (kompartmentalisering), men att det behöver undersökas mer.

Vad de olika dissociativa tillstånden innebär kan du läsa om under rubriken "Dissociativa tillstånd och diagnoser" längre fram i den här texten.

Strukturell dissociation

Ett annorlunda sätt att se på dissociation finns i teorin om strukturell dissociation. Grundtanken är då att personligheten har splittrats på grund av trauman. Definitionen av vad dissociation är utgår också från det. Ska något klassas som dissociation behövs en splittring, en strukturell dissociation.

Med det synsättet hamnar räknas en del symptom som annars brukar ses som dissociativa inte med. Till exempel är det vanliga tillstånd som dagdrömmar, men också transtillstånd ses som något annat än dissociation. Att "försvinna bort" när något är jobbigt, liksom allvarligare former av depersonalisering och derealisering, räknas bara som dissociation om orsaken till dem är en splittring i personligheten. Man tänker sig att det annars rör sig om förändrade medvetandetillstånd. Man kan ha förändrade medvetandetillstånd om man är fullt frisk, som en del av en annan problematik, eller som ett eget problem, men det ses alltså inte som dissociation om det inte beror på en uppdelning av personligheten. Däremot kan andra tillstånd som annars inte brukar räknas som dissociativa räknas in, till exempel emotionellt instabil personlighetsstörning och posttraumatiskt stressyndrom (PTSD).

Lite förenklat tänker man sig att det kan finnas två olika typer av delar av personligheten vid strukturell dissociation; EP och ANP. EP är en förkortning av "Emotional Part of the personality" och ANP står för "the Apparently Normal Part of the personality". Splittringen kan ske när man har sitt försvarssystem aktiverat, som till exempel vid stark stress eller hot. Det är en form av krissystem som gör att det vardagliga systemet prioriteras bort, och de handlingsalternativ vi har när vi är i försvarsläget är att vara på vår vakt, kämpa, fly eller spela död.

En EP kan skapas när försvarslägets handlingsalternativ inte räcker, utan situationen trots dem blir övermäktig. Man kan tänka sig att EP:n då stannar kvar i den svåra situationen medan ANP:n återgår till normalläget och låter bli att integrera händelsen. Istället undviker ANP:n minnet av det som skett och allt som förknippas med det, eftersom det är övermäktigt. EP:n i sin tur har inte möjlighet att ta sig vidare bort från händelsen eftersom det bara är med de förmågor som finns i ens vardagliga system det är möjligt. Dem har inte EP:n tillgång till. ANP:n försöker hålla EP:n undan och EP:n försöker få uppmärksamhet och påminna om den ointegrerade händelsen, till exempel genom att ge ANP:n flashbacks och mardrömmar.

När det på detta sätt skapas en EP och en ANP är det vad som motsvarar PTSD, eller primär strukturell dissociation. Det finns två andra svårighetsgrader av strukturell dissociation; sekundär och tertiär. Vid sekundär finns fortfarande bara en ANP, men flera EP. Vid tertiär har det skapats flera ANP.

Sekundär dissociation kan motsvara diagnoser som komplex PTSD, DESNOS (disorder of extreme stress, not otherwise specified), DDNOS (dissociative disorder, not otherwise specified) eller emotionellt instabil personlighetsstörning. Tertiär strukturell dissociation motsvarar dissociativ identitetsstörning (DID).

Mer om vad de olika diagnoserna och dissociativa tillstånden innebär kan du läsa om under rubriken "Dissociativa tillstånd och diagnoser" längre fram i den här texten.

I modellen med det dissociativa spektrumet utgår man från att dissociation är ett försvar i första hand. Denna tanke finns även i strukturell dissociation, men där har man istället som en grundläggande idé att dissociationen finns kvar efter de hemska händelserna eftersom personligheten blivit delad. Erfarenheterna har inte kunnat integreras i personligheten.

Andra modeller
Självfallet finns det mycket mer att säga om dessa olika modeller. Det finns också andra modeller som kunde vara värda att nämna. Många har haft tankar om vad dissociation är, vad det beror på och hur man ska klassificera de olika tillstånden. Jag har försökt hålla det kort och ta med lite av det jag tycker är viktigast. Som en avslutning vill jag dock nämna det förhållande som verkar finnas

mellan anknytningsskador och dissociation. Att vara utan en trygg anknytning gör inte att man tvunget börjar dissociera, men det verkar som att det skapar en sån tendens, framför allt hos personer med desorganiserad anknytning. Om vi inte har en trygg bas i våra liv lär vi oss att det inte går att få hjälp på det sättet, genom att vända oss till en trygg vuxen. Som barn kan det vara omöjligt att fly eller kämpa om man blir utsatt för något hemskt, åtminstone tillräckligt för att det ska lösa situationen. Utsätts vi då för en hotfull situation kan dissociation i en eller annan form vara det alternativ som finns kvar.

Dissociativa tillstånd och diagnoser

Depersonalisation och derealisation

Både depersonalisation och derealisation kan beskrivas som overklighetskänslor.

Vid depersonalisation är det man själv som känns overklig. Det kan vara att det känns som att man är utanför sig själv eller försvinner bort, att det man är med om händer någon annan, inte är på riktigt, eller att ens minnen handlar om någon annan. Om man tittar i en spegel kanske man inte känner igen sig. Man kan känna sig känslomässigt avstängd, ha svårt för att tänka och känslan för tid kan vara påverkad. Det kan påverka minnet, men det handlar inte om amnesi, att man glömmer saker. Om minnet påverkas beror det på att ens medvetandetillstånd och uppmärksamhet är förändrade.

Vid derealisation är det istället omgivningen som upplevs som overklig. Det kan vara att rummet man är i känns förvrängt eller främmande. Det kan också vara att man inte känner igen människor som man vet att man är bekant med. Allt kan kännas dimmigt, overkligt eller som att man är i en dröm.

Depersonalisation och derealisation kommer ofta samtidigt, men det är också möjligt att bara få det ena. Det är ett symptom som kan komma som en reaktion på stark stress, till exempel om man får ett dödsbud eller är med om en olycka. De kan också komma på grund av att man använt droger eller alkohol. Det är ett symptom som dessutom kan komma till exempel vid panikångest, depression, bipolär sjukdom, psykos, PTSD eller ett annat dissociativt tillstånd. Som symptom är depersonalisation och derealisation den allra vanligaste formen av dissociation. I boken "Feeling Unreal" menar författarna att det är det tredje vanligaste psykiatriska symptomet, att det bara är ångest och depression som är vanligare.

Om overklighetskänslorna är i en svårare form, finns kvar under längre tid och om det inte beror på någon annan problematik (till exempel depression eller PTSD) kan man uppfylla kriterierna för diagnosen depersonalisations- och derealisationssyndrom (DPD).

Det kan vara skrämmande att uppleva depersonalisation eller derealisation och en vanlig skräck är att man håller på att bli galen. Man har dock kvar en korrekt uppfattning om vad som är verkligt och inte verkligt. Overklighetskänslorna kan tyvärr förvärras av att inte bli tagen på allvar i vården, att det man upplever tolkas som något annat, eller att vården tycker att man är obegriplig.

DPD kan påverka en persons relation till sig själv och till andra människor, och kan leda till undvikandebeteenden, isolering och oförmåga att klara till exempel att arbeta.

Dissociativ amnesi (och fugue)

Amnesi innebär minnesförlust. Vid dissociativ amnesi kan man inte minnas vissa saker ur sitt liv, oftast handlar det om situationer som varit stressande eller traumatiska. Det är något annat än vanlig glömska. Ibland har man bara minnesluckor just för de specifika händelserna och ibland saknas också minnen av större delar av hur ens liv varit och vem man varit. Minnesförlusten kan röra både händelser som ligger långt tillbaka i tiden och saker som hänt nyligen.

Dissociativ amnesi kan vara del av PTSD, dissociativ identitetsstörning, akut stressyndrom eller några olika kognitiva sjukdomar eller funktionsnedsättningar, men det kan också vara en egen problematik.

Tidigare har dissociativ fugue varit en egen diagnos, men det ses nu som en variant av dissociativ amnesi. Minnesförlusten omfattar då för det mesta även den egna identiteten och personen har gett sig av hemifrån, ut på en längre resa som framstår som onormal för personen.

Dissociativ stupor

Vid stupor blir man helt eller delvis oförmögen att röra sig, man kan tappa känsel eller känslighet för smärta, få stickningar i kroppen, ha suddiga synintryck och man kan bli oförmögen att prata. Man reagerar mindre eller inte alls på till exempel ljus, ljud eller beröring. Det kan se ut som om man sover, men det handlar varken om sömn eller att vara medvetslös.

Det finns olika sorters stupor, till exempel depressiv stupor eller stupor vid schizofreni (kataton stupor). Dissociativ stupor orsakas av stress och kan utlösas av traumatiska händelser.

Den som har dissociativ stupor kan uppfatta vad som händer, och det kan vara mycket skrämmande att vara medveten men samtidigt inte kunna kommunicera eller reagera på det som sker. På grund av det kan dissociativ stupor leda till att man får ångest eller andra psykiska problem efteråt. För att förebygga den typen av följdeffekter kan man behöva terapi för att få hjälp att förstå orsakerna till att det hände och handskas med sina känslomässiga reaktioner.

Kroppsliga symptom

Kroppsliga reaktioner man kan få av kraftig stress kallas för somatisk eller somatoform dissociation, konversionssyndrom eller funktionella neurologiska symptom.

Dissociativa motoriska störningar kan vara att man får ryckningar eller blir skakig. Man kan få svårt att samordna olika muskelrörelser så det till exempel blir svårt att svälja eller gå normalt, eller att det på annat sätt blir svårt med vissa rörelser. Det kan också vara att man blir svag eller att man får förlamning i armar eller ben.

Dissociativ afoni och dysfoni räknas också som motoriska störningar och innebär att man får problem med talförmågan. Det kan vara att det blir svårt eller helt omöjligt att prata, eller att rösten blir hes eller på ett annat sätt inte låter som den brukar.

Dissociativ anestesi innebär att sinnesintrycken påverkas. Det kan till exempel bli svårt att höra, svårt att se, eller att intrycken blir förvrängda. Det kan också bli svårt att uppfatta eller känna skillnad på olika sinnesintryck, till exempel att känna skillnad på mjukt och hårt eller varmt och kallt. Man kan bli oförmögen att känna smärta.

Dissociativa kramper är en typ av anfall som liknar epileptiska anfall. Vid kramperna är man antingen fortfarande vid medvetande eller så är man i ett transtillstånd eller stupor.

Hur denna grupp av symptom ska klassificeras finns det olika åsikter om. I ICD-11 har man valt att kalla det "dissociative neurological symptom disorder" och låta det räknas till de dissociativa diagnoserna, medan man i DSM-5, som är det andra diagnossystemet, kallar det för "konversionssyndrom (funktionell neurologisk symtomstörning)" och där räknas det istället till "kroppssyndrom och relaterade syndrom".

Man kan ha kroppsliga symptom som en del av en annan dissociativ problematik eller ha bara de symptomen. De kan upplevas som mycket skrämmande, framför allt om vården inte verkar förstå dem eller ta dem på allvar.

Dissociativ identitetsstörning

Dissociativ identitetsstörning (DID) innebär att det finns minst två olika personlighetstillstånd (delar, alters, delpersonligheter) som var och en har en egen jagkänsla och som kan styra handlingar, ha egna känslor, ett eget medvetande och så vidare. Det är inte nödvändigt att det är möjligt för någon utomstående att se skillnad på de olika delarna, men ibland kan skillnaderna synas så någon annan märker vilken del hen möter.

Ska man uppfylla diagnoskriterierna behöver man också ha amnesi och återkommande minnesluckor som handlar om traumatiska händelser, viktig personlig information och/eller händelser i vardagen. Amnesin kan förklaras med att en av delarna tar över medvetandet och blockerar så de andra delarna inte kan ta del av vad som händer eller minnas det efteråt.

I ICD-11 finns också diagnosen "partial dissocia-
tive identity disorder" som är ett liknande till-
stånd, men där en av delarna av personligheten
är den dominerande och där den andra (eller
de andra) delarna inte tar över kontrollen eller
medvetandet helt. Att en annan del tar över kan
ske under kortare episoder, men det är inte något
som är normalt att det händer, till skillnad från
vid dissociativ identitetsstörning.

Diagnosen dissociativ identitetsstörning
motsvarar (i stort sett) den diagnos som tidigare
fanns och som kallades multipel personlighet
eller multipel personlighetsstörning.

I diagnoskriterierna anges bara att det måste
finnas minst två olika delar. Människor med DID
kan ha inre system som innehåller olika många
delar och som är organiserade på olika sätt. När
det finns väldigt många olika delar brukar det
kallas polyfragmenterad DID.

Det finns vissa roller som det är vanligt att
delar har, till exempel barn, beskyddare eller
internaliserad förövare, men det finns många
olika varianter. Delar kan ha olika stark förmåga
att ta över kontrollen och att inte påverkas av
andra delar. Vissa delar kan vara sammedvetna
med någon eller några av de andra. Att vara sam-
medvetna innebär att delarna kan "se" vad som
händer när någon av de andra är framme och att
de inte får minnesluckor efteråt. Det kan också
finnas vänskap och fiendskap mellan olika delar
och förmågan att samarbeta kan skilja sig åt.

Allt detta är exempel på saker som kan göra att inre system vid DID kan se ut på extremt många sätt, vad gäller inre organisation, roller, medvetenhet om varandra, samarbete och så vidare. Dessutom är vi ju olika som personer och de saker vi varit med om som format oss skiljer sig åt, vilket också påverkar delarna och systemet. Hur det är att leva med DID påverkas såklart av alla dessa saker, vilket kan göra att det kan upplevas på många olika sätt.

Hur svårt det är att leva med DID behöver inte bero på hur många delar det finns, och det är inte alltid så att en större sammedvetenhet eller ett bättre samarbete (eller integration) ökar funktionsnivån. Det kan vara möjligt att ha en hög funktionsnivå med DID just för att delarna håller sig skilda från varandra. DID kan också påverka en person så att livet blir i stort sett helt obegripligt och ohanterbart. Det kan vara till exempel på grund av minnesluckor i vardagen, att man inte har någon uppfattning om vad man har för historia, kaos som uppstår av flashbacks och andra symptom, eller att man inte har någon känsla av att veta vem man är.

DDNOS

Förkortningen DDNOS står för "dissociative disorder, not otherwise specified". Ibland uppfattas diagnosen som att den betyder "nästan DID", men den innebär bara att personen har en dissociativ problematik som inte har kunnat definieras. Antingen kan bristen på specifikation bero på att tillståndet inte utretts tillräckligt, eller så beror det på att man inte fullt ut uppfyller kriterierna för någon av de diagnoser som finns. DDNOS kan alltså innebära att man nästan uppfyller kriterierna för DID, men det kan också innebära att man nästan uppfyller kriterierna för någon av de andra dissociativa diagnoserna. På svenska heter diagnosen "ospecificerat dissociativt syndrom".

Förkortningen kan lätt blandas ihop med DESNOS, som inte är en dissociativ diagnos utan en förkortning av "disorder of extreme stress, not otherwise specified", alltså ett tillstånd som beror på extrem stress.

Andra former av dissociation

Förutom att det finns något som kallas för "ospecificerat dissociativt syndrom" finns det några tillstånd som klassas som "andra specificerade dissociativa syndrom". I den senaste versionen av diagnossystemet DSM är de syndrom som nämns:

* kroniska och återkommande syndrom med blandade dissociativa symptom
* identitetsstörning orsakad av långvarig, intensiv och tvingande övertalning (hjärntvätt och påverkan i sekter eller under tortyr är exempel på vad som ingår i detta)
* akuta dissociativa reaktioner vid starkt påfrestande händelser
* dissociativ trans (där personen kan förlora medvetenheten om omgivningen och sluta reagera på stimuli)

I det andra diagnossystemets senaste version, ICD-11, är transtillstånd en egen diagnos istället för att ligga under "andra specificerade dissociativa syndrom". Det finns dessutom ytterligare en dissociativ diagnos som rör trans; "possession trance disorder", som är en form av trans där personens vanliga identitet ersatts av en annan. Det är då en "possessing identity" som har kontroll över personen. Det kan vara något som sker återkommande eller under en enstaka period som är minst några dagar lång.

Dissociation och psykos

Dissociation är inte psykos. Det verkar som att det för det allra mesta handlar om okunskap eller felbedömningar när dissociation ses som psykotiskt. Samtidigt finns det en överlappning av symptom. Hörselhallucinationer är till exempel vanligt både om man har DID och vid schizofreni. Det är dessutom vanligt att människor med psykos har dissociativa symptom, till exempel depersonalisering, derealisering och amnesi. Det har inte varit möjligt för forskare att skilja på själva symptomen när de kommer vid olika tillstånd och genom det avgöra om det handlar om dissociation eller psykos, vilket såklart gör överlappningen lite komplicerad.

Vid en jämförelse mellan schizofreni och DID har man kunnat se att dissociativa symptom vid schizofreni oftast är isolerade symptom som är del av en större kontext med vanföreställningar och psykotiska symptom. Vid DID handlar det om ständiga eller återkommande symptom. Hallucinationerna vid DID handlar oftast om dialog mellan eller reaktioner från olika delar inuti, medan det vid schizofreni upplevs som något som kommer utifrån. Vid schizofreni kan man förlora känslan av identitet och av vem man är i samhället, medan man vid DID har en identitetsförvirring som istället handlar om att olika delar tar över och har olika identiteter.

Andra skillnader som gått att se är att dissociativa kan ha hallucinationer eller pseudo-hallucinationer (en typ av hallucinationer när man vet att det man upplever inte är verkligt) som rör flera olika sinnen, medan det är mindre vanligt vid psykos. Man har också sett att människor med DID bland annat på grund av det får högre poäng vid test för schizofreni, än människor som faktiskt har schizofreni.

Det går alltså att hitta skillnader, även om det vid en snabb överblick kan se ut som att problemen är väldigt lika, med till exempel hallucinationer, dissociativa symptom och identitetsförvirring.

Samtidigt är det ännu mer komplicerat än så. Personer med komplexa dissociativa tillstånd kan ha problem med verklighetsprövningen, vilket brukar ses som ett tecken på psykos. Det innebär alltså att veta vad som är på riktigt och vad som inte är det. Till exempel kan barndelar inuti vara helt övertygade om att det är ett annat år och att kroppen är mycket mindre än den i själva verket är.

Det är inte alltid klart vad som ska räknas som dissociativa symptom och vad som istället ska räknas som psykotiska symptom. Till exempel kan invaderande symptom vid PTSD (till exempel flashbacks) definieras både som psykotiska och dissociativa.

Ett sätt att lösa förvirringen är att göra definitioner där orsaken till symptomen finns med, istället för bara symptomen. Ett tydligt exempel på det finns i teorin om strukturell dissociation. Genom en sån modell kan det bli begripligt att psykotiska symptom kan vara del av en dissociativ problematik, men jag vet inte om det löser problemet med överlappningen helt.

För att komplicera det hela ytterligare finns det något som kallas för dissociativ psykos. Det är inte detsamma som DID, vilket vissa verkar tro, utan en form av psykos med hallucinationer som är präglade av dissociation. Vid en dissociativ psykos verkar personen oftare kunna uppleva en dubbel verklighet än vid andra typer av psykoser.

Också kring dissociativa psykoser går definitionerna och tolkningarna isär. En dissociativ psykos verkar i stort sett motsvara det som tidigare kallats för hysterisk psykos. Det finns också något som kallas dissociativ schizofreni, där man istället tänker att det handlar om en undergrupp av schizofreni, som är väldigt färgad av dissociation. Eftersom definitionerna och tankarna bakom dem sett olika ut och kommit vid olika tider är det ganska svårt att veta om det som beskrivs är flera olika psykotiska tillstånd eller bara flera sätt att se på samma sak.

Beror all dissociation på trauman?

Det är svårt att det finns så få tydliga definitioner. Vad ska räknas som dissociation? Är svaret att även normala former av avtrubbning ska räknas in är det lätt att se att all dissociation inte beror på trauman – självfallet kan man dagdrömma utan att vara traumatiserad. Väljer man istället att göra en definition av dissociation som utgår från att det är en traumareaktion så är det lika lätt att se ett svar, men då det helt motsatta svaret – att all dissociation beror på trauman eftersom dissociation är en reaktion på trauman.

För att göra det ännu värre finns det inte någon helt tydlig definition av trauma. Man riskerar därför att hamna i ett cirkelresonemang där en stressande händelse som lett till en dissociativ reaktion räknas som ett trauma just för att den lett till dissociation. Utifrån det kan man sen dra slutsatsen att dissociativa reaktioner alltid beror på trauman, men det är inte ett särskilt vettigt sätt att resonera.

Det de olika modellerna jag presenterat har gemensamt är att de ser hur olika typer av dissociation kan fungera som försvarsmekanismer för att skydda oss från att bli överväldigade av stark stress där vi upplever fara, hot och en utsatthet som är svår för oss att härbärgera. Dissociation kan också ha andra orsaker, framför allt depersonalisation och derealisation som ofta är en del av en annan psykisk problematik, som till exempel panikångest eller depression, och som också kan bero på droganvändning. Olika typer av dissociativa symptom är väldigt vanligt vid akut stressyndrom, PTSD och komplex PTSD, vilket stämmer överens med uppfattningen att det kan handla om mekanismer som finns för att skydda oss vid överväldigande stress, oavsett om händelserna kan definieras som trauman eller inte.

Att uppleva dissociation

Alla antologierna handlar på olika sätt om hur dissociation kan upplevas, och jag har inte ambitionen att försöka tolka eller sammanfatta det som sagts i amdras texter och bilder. Men i arbetet med den första boken frågade jag vad jag borde ta med i en text om vad dissociation är, och jag har gjort ett försök att sammanfatta och resonera lite kort utifrån de svar jag fick.

Skrämmande
– speciellt när man inte får hjälp

Det är många som upplever dissociativa tillstånd som skrämmande. Kanske att dissociation framför allt är skrämmande när man inte vet vad det är man är med om, inte har ord för det och inte har någon som förstår och kan hjälpa en att se vad det rör sig om.

Det kan också vara skrämmande att veta att man dissocierar, men att inte ha något sätt att bromsa det eller ta sig ur tillstånden. Kunskap räcker inte för att ta hand om hela den rädsla som symptomen kan skapa. Även om man förstår symptomen och varför de kommer kan det vara svårt att acceptera att man använder sig av dissociation som strategi vid olika tillfällen, kanske allra mest för att det inte är viljestyrt och för att man kan känna sig maktlös inför att det sker. Även om man förstår att det är strategier man en gång skapat för att man behövt dem, så kan de i nuläget bli ett stort problem som man är oförmögen att handskas med eller ha kontroll över.

Alla de här svårigheterna och all rädsla kan bli värre av att det är svårt att hitta hjälp. Även om kunskap om dissociation långsamt ökar är det en lång väg kvar innan man kan förvänta sig att dem man möter i vården har kunskap om och förståelse för vad dissociation är och vad man kan behöva för att handskas med dissociationen. Man blir också lätt feltolkad i vården eftersom det kan finnas en dissonans till exempel så att ens beteende säger en sak och ens ord en annan. Vid dissociativa tillstånd är det inte särskilt ovanligt att ens yta och ens inre inte stämmer överens, och vården borde ha kunskap om det och kunna se bortom det.

Upplever man det som att man befinner sig i ett skrämmande tillstånd som man är maktlös inför, som skapar stora problem i ens liv och som man känner att man måste ha hjälp med för att man inte kan hantera det, är det inte konstigt att det blir en extra börda när vården inte ens verkar förstå vad man säger. Det kan också skapa en hopplöshet att inte veta hur man ska komma vidare och hur det ska kunna bli bättre när man inte får någon hjälp.

Symptomen är inte farliga men behöver tas på allvar

De dissociativa tillstånden är inte farliga. Vissa kan vara det indirekt, till exempel eftersom självmordsrisken är mycket stor hos människor med DID, men inga dissociativa symptom är farliga i sig.

Får man fysiska symptom kan det hända att vården till en början tar dem på stort allvar, utreder, tar prover och så vidare. Har man till exempel dissociativa kramper är det bra att epilepsi utesluts, men att få beskedet att det inte är epilepsi och inte något farligt räcker inte. Man har symptomen för något man behöver hjälp med och dessutom kan man behöva stöd för att klara av att handskas med själva symptomen. Att när som helst kunna falla ihop och krampa, utan att förstå varför eller vad man kan göra åt det, är kanske svårare än att få besked att man har epilepsi. Epilepsi är trots allt något både man själv och andra hört talas om och där det är lätt att ta reda på vad det finns för olika behandlingsalternativ. Vårdens ord om att det inte är något fel på en räcker inte särskilt långt i praktiken, även om de såklart kan ha rätt i att man inte har någon neurologisk sjukdom.

Olika upplevelser

Det viktigaste att säga är kanske att dissociation kan upplevas på enormt många olika sätt och ofta skapar ett mycket stort lidande. För vissa känns det som en hjälp i att göra dissociation begripligt att ta med normala dissociativa tillstånd i förklaringen, som dagdrömmar. För andra känns det bara konstigt och som att det leder till en risk att ens problem bagatelliseras, inte tas på allvar eller fullt ut blir sedda. Om man inte kan få ihop sitt liv och lever med ett stort lidande på grund av dissociation är det ju något helt annat än att till exempel dagdrömma.

Jag själv har upplevt det som att begreppet dissociation och att dissociera är något som fler och fler hört talas om och tänker sig att de förstår vad det är, men att de då bara tänker på avtrubbningen; depersonalisation, derealisation, "att försvinna bort" eller bli overklig. Det är ett av de dissociativa tillstånden, så det är ju inte fel att det är dissociation, men dissociation kan vara så mycket mer.

Jag tänker att den bilaterala modellens tankar kan spela roll här, för att vi ska få lättare att se att det finns både avtrubbning och avskärmning (kompartmentalisering) och att de sakerna skiljer sig åt. Även om det kan vara tungt, skrämmande och skapa funktionsnedsättningar att drabbas av långvarig depersonalisation så är det en helt annan sak än att leva med en dissociativ problematik där man har fler delar istället för ett helt jag, där man lever med ständiga minnesluckor och inte klarar att få ihop sin vardag eller sitt liv.

Det är viktigt att komma ihåg att det finns många olika tillstånd, och minst lika viktigt att veta att hur man upplever dissociationen kan skilja sig åt från person till person, även om man har samma diagnos.

Det behöver faktiskt inte vara så att en person med en allvarligare form av dissociation har en större funktionsnedsättning. Depersonalisation eller derealisation, som räknas som en relativt mild form av dissociation, kan göra att man blir oförmögen att upprätthålla relationer, ha meningsfullt innehåll i sitt liv, eller klara ett arbete. Det kan gå så långt att man blir helt isolerad om man inte får den hjälp man behöver. Samtidigt kan en person med DID ha hög funktion genom att det kan finnas olika delar som har hand om olika bitar av livet. Det kan till exempel gå bra att arbeta eftersom den del som gör det är helt omedveten om det traumatiska man varit med om. Avskärmningen (kompartmentaliseringen) kan vara väldigt funktionell.

Generellt sett är det större risk för att man har allvarligare funktionsnedsättningar ju svårare form av dissociation man lever med, men det jag vill säga är att det kan se väldigt olika ut. Det är viktigt att lyssna till just den person du möter, försöka förstå hur dissociationen fungerar i hens liv, hur hen mår och vad hen behöver – oavsett om du är en vän, en partner eller en behandlare och oavsett vilken typ av dissociation det rör sig om.

Går det att behandla dissociation?

Dissociation är ju en rad olika tillstånd där orsakerna till symptomen skiljer sig åt. Vi som upplever dissociationen är också olika som personer. Därför är det inte samma behandlingar som kan hjälpa oss alla. Lider du till exempel av depersonalisation som en del av en depression eller en ångestproblematik kan dissociationen försvinna om grundtillståndet behandlas med medicin eller terapi. Beror dina symptom på en akut stressreaktion kan de gå över av sig själv. Har du en mer komplex problematik som beror på trauman kan du behöva terapi hos någon som förstår sig på trauma och dissociation. I terapi kan du få möjlighet att närma dig traumatiska minnen, andra delar inuti, lära dig nya sätt att handskas med det som är svårt och att handskas med alla känslomässiga reaktioner på det du varit med om. Det finns också en rad olika behandlingar där du kan få hjälp att försöka nå det som ligger bortom orden, till exempel musikterapi, bildterapi och olika typer av kroppsliga behandlingar.

Det är inte alltid det är möjligt att bli av med dissociationen helt, men det går att få hjälp så att livet blir bättre. Den skräck och ovisshet som kan vara förknippad med symptomen kan lugna sig om man möter en behandlare som förstår vad det är man kämpar med. Det kan i sig göra att ens liv blir lättare. Dessutom är de olika dissociativa tillstånden förknippade med stress. Eftersom rädsla är en form av stress kan symptomen bli värre av just rädsla. Det går ju inte att sluta vara rädd bara för att man vill, men hittar du någon som är känns trygg och som förstår dina problem kan rädslan lugna sig och ibland lugnar sig även symptomen av det.

Är ni flera delar inuti kan det vara möjligt att integreras och bli bara en enda, men det är inte alltid det är möjligt eller önskvärt. Ibland kanske livet fungerar bättre om man fortsätter att vara flera och ibland är det helt övermäktigt för en enda att bära på alla minnen, tankar och känslor. Även om det är så betyder det inte att inget kan bli bättre eller att ni behöver finnas i ett ohanterbart kaos med ständiga bråk mellan olika delar. Med hjälp går det att hitta ett bättre samarbete, bli mer vänner med varandra inuti och fungera på ett annat sätt. Kanske blir ni också mer sammedvetna och får mindre problem med minnesluckor.

Det finns väldigt mycket att säga om olika behandlingsformer, så mycket att det skulle räcka för att skriva flera böcker. Det är böcker som bättre skrivs av någon annan än mig, så jag vill inte säga så mycket mer om behandlingar. Det som känns viktigast att säga är att det går att få hjälp. Kanske kan dissociationen inte försvinna helt, men livet kan fungera bättre och du kan må bättre.

Ett av de svåraste stegen i att få behandling för dissociation är tyvärr att hitta någon som förstår sig på problemen, tar dem på allvar och har kunskap nog för att hjälpa. Det går sällan lätt. Men försök att inte ge upp om du befinner dig i en sån kamp. Det finns behandlare som har kunskap om dissociation och jag tror att de blir fler och fler. Förhoppningsvis hamnar du hos någon av dem till slut.

Källor och vidare läsning:

En förteckning av de källor jag använt mig av finns i slutet av boken.

Vill du läsa mer om dissociation finns det boktips, länkar till bloggtexter, artiklar och liknande i *Länksamling – texter om dissociation* som du hittar på adressen regnlund.se/dissociation

Jag vill också rekommendera ett stafettkonto som finns på instagram, där olika människor som själva upplever eller har upplevt dissociation delar med sig av sina tankar och erfarenheter. Det heter *Om dissociation* och du hittar det på adressen instagram.com/om.dissociation

Den här texten finns som pdf för den som vill kunna dela den. Du hittar den på regnlund.se/regnlund-dissociation.pdf

Hur känns det
att dissociera?

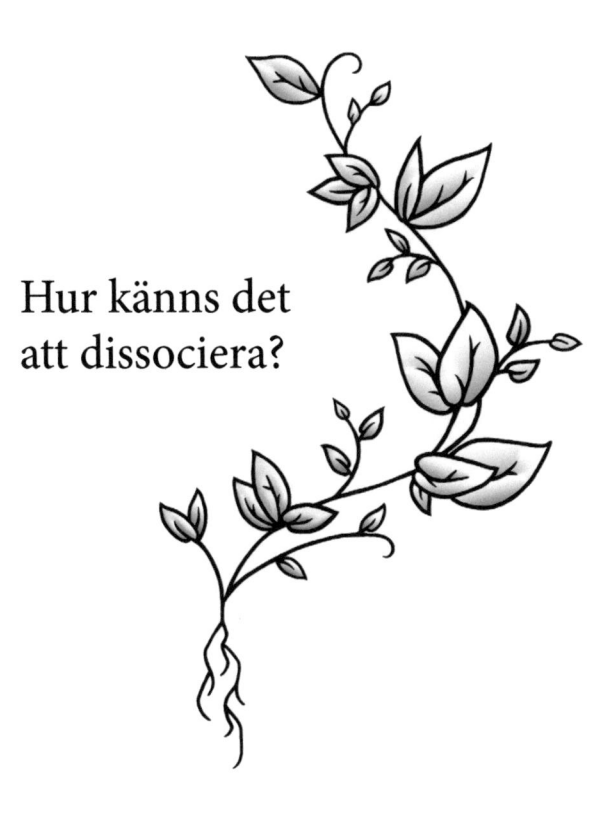

Rymdblomma

Sofia Risman

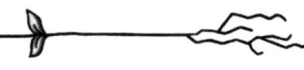

vissnande fred i kruka
stjärnglans gnistrar i diskhon
ros i fåtöljen skyddar hemligstället
elkablar förändrar världens ögon
rymd finns överallt

Uppvaknandet

Hannis Hae

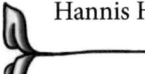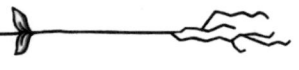

Jag vaknar upp mitt bland träd
min blick sitter fast i en grop på stammen
Hur kom jag hit?
Var är jag?
Var kommer jag ifrån?
Vart är jag på väg?
Jag blinkar några gånger
som om det hela vore ett synfel
Jag blundar och öppnar ögonen
allt känns overkligt
Mina ben börjar gå
Eftersom jag tappat bort mig
vill de bara hitta något som är bekant
Finns det inga vänner bland dessa träd?
Jag kommer ut på en stig
som leder till en väg
Jag stannar
försöker orientera mig igen
blinkar igen
sväljer några gånger
Jo, det finns nog något bekant här
Jag sätter mig ned på en sten
upptäcker att jag inte kommer ihåg när sist jag
andades
Efter några djupa andetag
känns vägen mer bekant
Just ja
det här är korsningen

mellan mitt hem och affären
är det till affären jag är på väg?
Eller är jag på väg hem?
Jag tittar ned på mina armar
där hänger en matkasse
Okej, jag har varit och handlat
och är på väg hem
längtar efter att få krypa in under täcket
och glömma alla overkligheter jag just upplevt
Jag kollar i matkassen
där ligger bananer och en fryspizza
Jag känner mig plötsligt hungrig
Åh, vad gott det ska bli med pizza
vilken tur att jag köpte den
trots att jag inte kommer ihåg att jag gjorde det

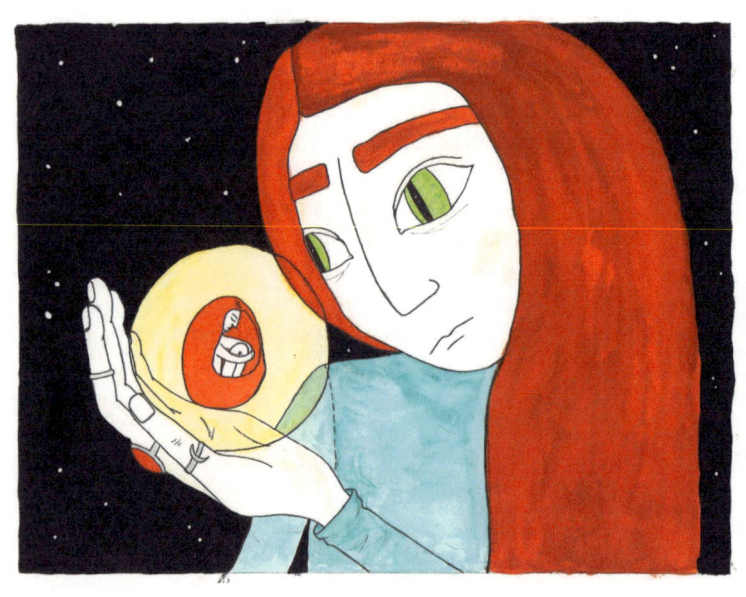

Väntan
Rönn Ribohn

Då var det som att inte känna alls

Hanna K

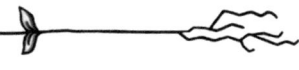

Det är så olika hur det känns att dissociera tänker jag. Och det har skiftat så mycket genom åren. Och varierar så från situation till situation.
Jag tänker på när jag var liten. När det mest handlade om att försvinna. När kroppen stelnade och jag stannade i samma position i timmar. När jag inte längre hörde eller kände. Jag såg. Blundade jag inte så såg jag faktiskt. Men det som var framför mig föll sönder i små detaljer och jag försvann in i en detalj tills allt annat slutade existera. Även jag. Då var det som att inte känna alls. För finns man inte känner man inte något alls.
Ibland är det som de gångerna när jag nästan dog av fysiska skador. Då stänger hela kroppen ner. Alla kroppsfunktioner saktar av och kroppen är helt, helt stilla. Jag befinner mig i olika situationer men på något sätt bekommer mig ingenting. Jag existerar men kan inte nås av något. Jag blir som en liten prick inuti mig själv. Ingen och inget når den pricken. Men pricken når heller ingen annan. När det är som allra mest hotfullt. Då händer det där. På ett sätt känns inte det heller. På många sätt är det just det som är dissociation för mig. Att det inte känns alls.

Fast det finns något annat också. När stressen och det överväldigande är dagligt och vardagen ändå måste fungera finns det avstängda funktionella fungerandet. Det går att bli en maskin. Det går att gå från bältessängen på PIVA till danslektionen i skolan. Det går att bli utsatt för övergrepp på kvällen och skriva en tenta dagen efter. Det går så bra att fungera att jag kan sakna katastroferna som leder till det. Fast då känner jag väl inte heller så särskilt mycket inser jag. Om man tänker på "att känna" som att uppleva saker i kroppen eller att känna känslor. Jag fungerar på automatik, men jag känner inte. Inte alls. Varken känslor eller kropp.

Jag minns också bubblorna. Bubblorna som gjorde att det gick att orka allt som behövde orkas. Det gick att dansa i dansbubblan, plugga i pluggbubblan, samtala i samtalsbubblan, vara i vården i vårdbubblan. När de sprack, sprack det lilla fungerande som ändå fanns kvar den tiden. Men i bubblorna. Där kändes det inte så mycket heller.

Och så finns superkrafterna! Jag tänker att det är lite som när föräldrar får superkrafter när till exempel deras barn är i fara och de behöver rädda det. Lite så är det, fast i vardagen. Då kan jag allt! Inget kan stoppa mig. Lite som det man beskriver som hypomani fast snarare kortvarigt och frekvent återkommande istället för konstant under en längre period. Plötsligt är jag social, orädd och full av ork. Mycket driven, har lösningar på problem, sprudlar av kreativitet och är på gränsen till gränslös. Då kan jag känna något som är en slags kraft i kroppen. Jag finns, jag tar plats och står stadigt på jorden.

Men länge var det mer som att jag var en stelnad skuggvarelse. Jag tänker på alla de där åren i samtal när jag försvann in i mattornas mönster, det konstiga ljusfenomenet runt möbel-kanterna och den allt mer påtagliga dimman. Det gick såklart inte att sitta i de där samtalen och svara på alla frågor för det var inte tryggt nog. Det var tvunget att det skulle finnas ett skydd i form av mönster, ljus och dimma. Det hade sin funktion, men det var inte längre funktionellt. Sen, efter många år av samtals-situationer, olika insikter, mediciner och ny kunskap gick det att klara av att sitta i stolen, vara närvarande i rummet och klara av att prata. Först då började också något kännas. Men jag vet inte riktigt vad.

Kroppen? Kanske var det kroppen som började kännas först. Hur känns det i kroppen? Oftast känns den fortfarande inte alls. I alla fall inte just då när jag är inne i det dissociativa. Ibland, när jag är på väg tillbaka, noterar jag en stelhet. Fingrarna är ofta böjda utan att jag medvetet böjer dem, händerna ibland vikta i någon vinkel. Armar och överkropp kan vara vridna om jag sitter eller står. Musklerna i ansik-tet kan röra sig så det ser ut som jag gör grima-ser. Sen när jag är ytterligare lite tillbaka finns en klumpighet, en svårighet att koordinera rörel-serna och väldigt ofta en balansförlust.

Nu? Nu känns det saker. Men jag tror att det snarare är på grund av att jag inte dissocierar lika mycket längre. Jag växlar mellan att vara

ingen alls och vara hela världen. Att känna kon-
turerna flyta ut och se den skarpa kanten där
min kropp gränsar mot världen. Verklighets-
känslorna är lika starka som overklighetskäns-
lorna och till sist vet jag inte vad som är vad. Jag
ser mig själv i spegeln och där står jag. Jag finns.
Jag känner min kropp, jag känner min hunger
och törst, jag känner tröttheten, smärtan och
energin. Jag känner till och med känslorna. Jag
känner ilskans kraft, ledsenhetens tunghet och
glädjens sprudlande. Jag känner mig.

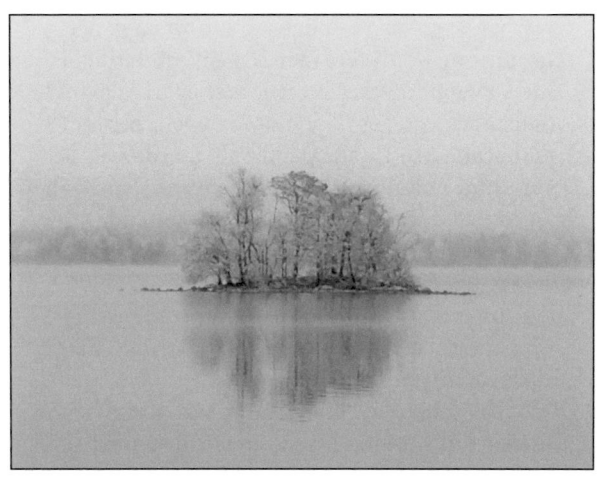

Dissocierad
Lena Posselwhite

Där ingen kunde nå mig

Allvarslek

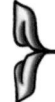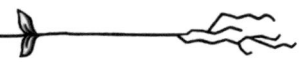

När jag var 5 år så "flög" jag för första gången. Jag såg någon mycket liten ligga på ett hårt golv, med någon mycket större över sig. Alla ljud dämpades och jag flydde ur kroppen, och satt i takhörnan och tittade på när allt gjorde ont, det var min räddning. Ljuden försvann, smärtan fanns inte, men jag såg alltihop på avstånd.

Sedan hände det varje gång det var ett övergrepp. Jag fanns inte, förutom en mycket liten del som satt i takhörnan. Det var underbart att slippa vara närvarande, jag satt på mitt säkra ställe där ingen kunde nå mig.

När jag blev äldre var detta något som skedde vid hotfulla situationer. Vid mobbingen och vid misshandeln i skolan så var det inte mig de retade, det var inte mig de sparkade. Nu hade dissociationen ändrat karaktär. Jag flög inte, jag bara zoomade ut, men var kvar i mig själv hela tiden, medan jag upprepade mantrat "Jag finns inte, jag finns inte". Det pågick under hela skoltiden.

När jag gick till min första terapeut som var specialiserad på dissociation, så skedde samma sak. De båda barndelarna i mig förvirrade situationen genom att de fick mig fascinerad av allt på bussen när vi åkte hem, som jag såg igenom en tunn hinna.

Innan jag förstod vad det var, och hur jag skulle handskas med det, så åkte jag fel med bussen ganska många gånger. Det var som att jag tappat kontrollen av dissociationen. Min vuxendel vaknade så småningom och jag gjorde en plan, en punktlista på hur jag skulle ta mig hem, och jag hade en karta för att hitta hem.

Nu har jag lärt mig att hantera dissociationen mestadels, men ibland försvinner jag och overklighetstankarna tar vid. För mig är det som om något som i början var hjälpfullt senare blev dysfunktionellt.

Livet och dissociationen

Sofia Risman

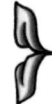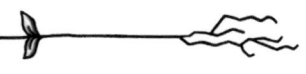

Att dissociera är att leva, och att leva är att dissociera. Fast ändå inte. Du lever, fast ett konstigt liv. Ett icke-liv som lever. Och samtidigt ett fullvärdigt liv på sitt sätt. Mellan rummen. Mellan sig själv. Mellan allt som finns.

Det är oerhört svårt att beskriva en dissociation. Speciellt som jag inte minns särskilt mycket efteråt.

Det jag minns är känslor av overklighet, som för mig var/är en verklig verklighet. En otrygghet i den otrygga världen; overklighetskänslor och att ibland befinna sig svävande snett ovanför mig, till höger. Som om jag vore halvdöd och var i mellanrummet mellan livet och döden. Livsdöden. Men jag hör ibland vad människor säger till mig när jag svävar ovanför dem.

Mitt jag är upplöst och har slutat att existera.

Jag vet inte längre vem jag är och ofta inte var jag befinner mig. Jag kan fråga var jag är, men förstår inte svaret; jag vet inte var staden jag bor i ligger, eller vad Sverige är för någonting. Jag har ingen uppfattning om att jag befinner mig på en plats som existerar. För jag vet ju inte ens om jag är verklig.

När du dissocierar är du inte psykotisk, för du har inte vanföreställningar eller hallucinationer och dissociationen varar ofta inte så lång tid som en psykos. Ibland kan jag dock gå in och ut ur en dissociation under lång tid.

Det syns nästan alltid på mina ögon när jag dissocierar. Jag är inte där. Jag är inte "hemma". Jag pratar oftast inte under mina dissociationer, jag gör mest ljud.

Skriver och pratar jag är det oftast osammanhängande. Förut sjöng jag på ett språk som liknade kinesiska. Ibland för jag konversationer och pratar som ett litet barn, om jag känner mig trygg där jag är och med dem jag befinner mig med.

Den känsla jag bär när jag hamnar i en dissociation kommer att färga dissociationen; är jag skräckslagen när jag går in i en dissociation, så försöker jag skada mig; är jag arg när jag går in i en dissociation, så skriker jag och kastar grejor; är jag på en trygg plats, med trygga människor, så leker jag kanske med personens händer och säger osammanhängande och enstaviga saker.

Och alltid, om människorna omkring mig är trygga och det är tryggt och lugnt omkring mig, så kommer jag lättare ut ur dissociationen.

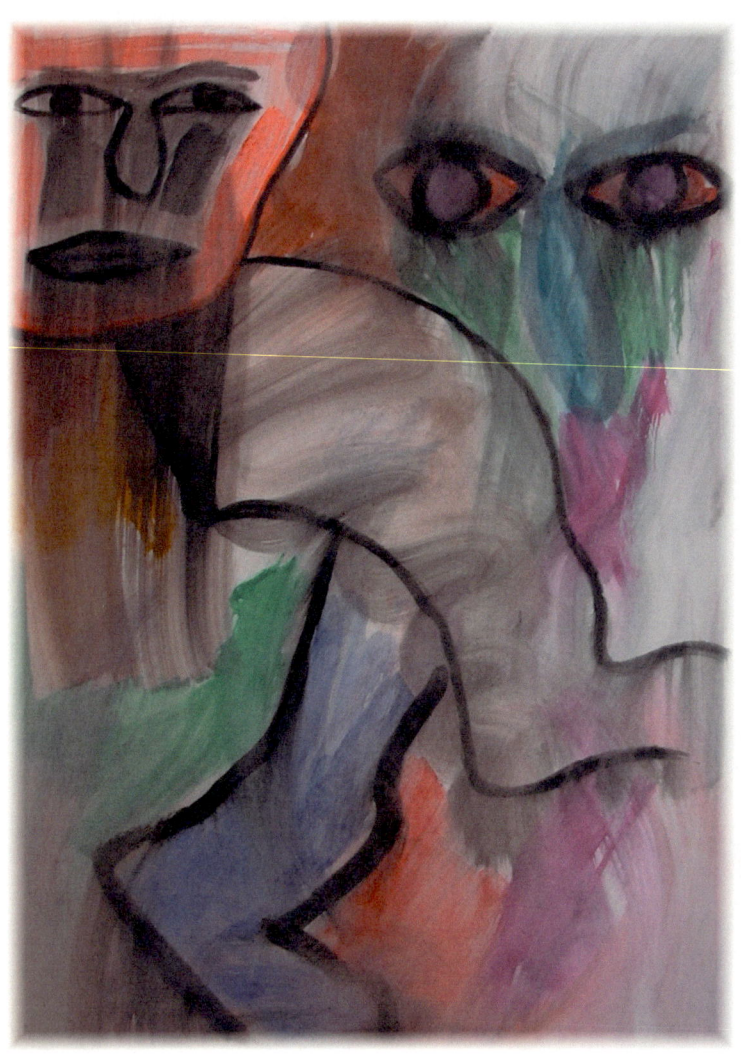

Trapped
Hanna Brorson

Sluten psykiatrisk avdelning

Sofia Risman

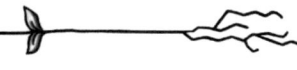

Utskrivning
till den redan
skrivna världen
ute i solen
inne bland stjärnorna
brännblåsor flyr
mörkermånen
släpper
nanomillimeter
ljus
tryggheten i
slamrande nycklar
X-obs och Vak
snabb intramuskulär medicin
osäkerheten i sagan
om verklighetens illusion

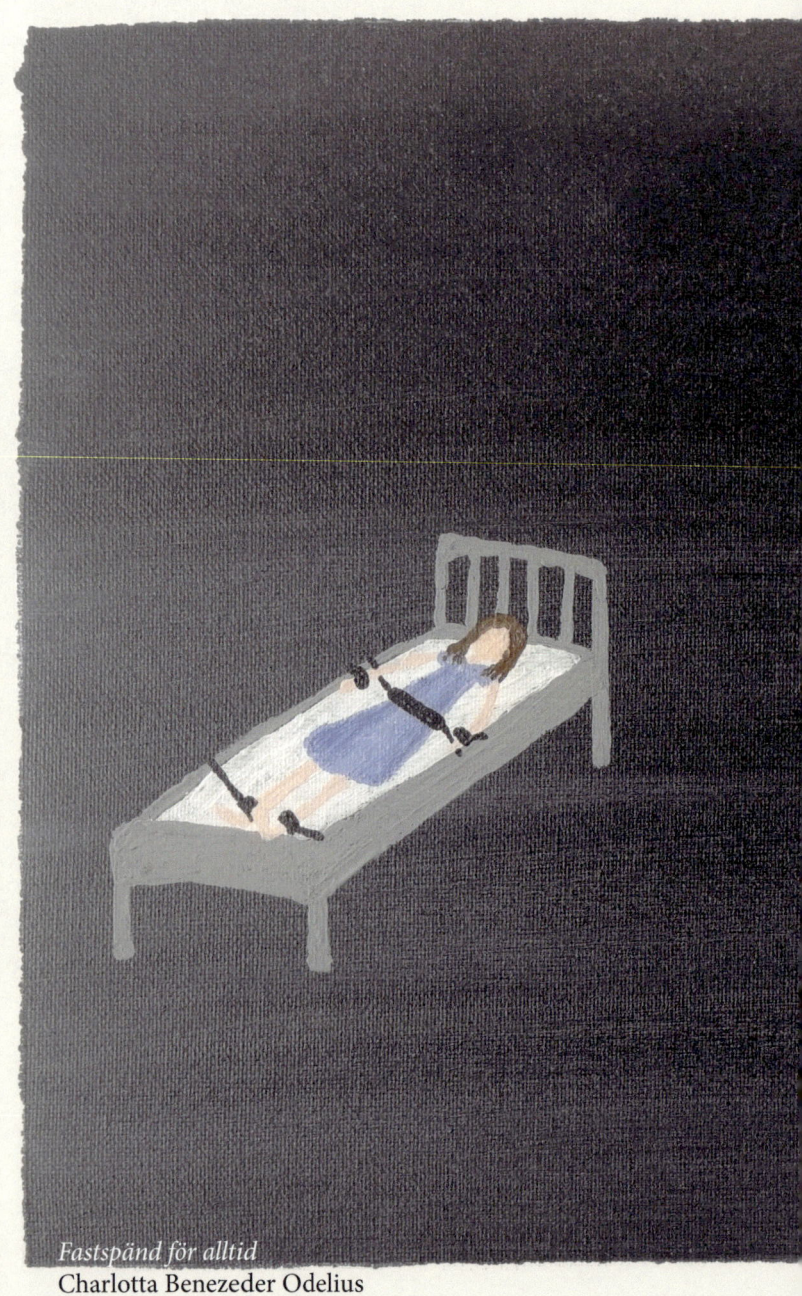

Fastspänd för alltid
Charlotta Benezeder Odelius

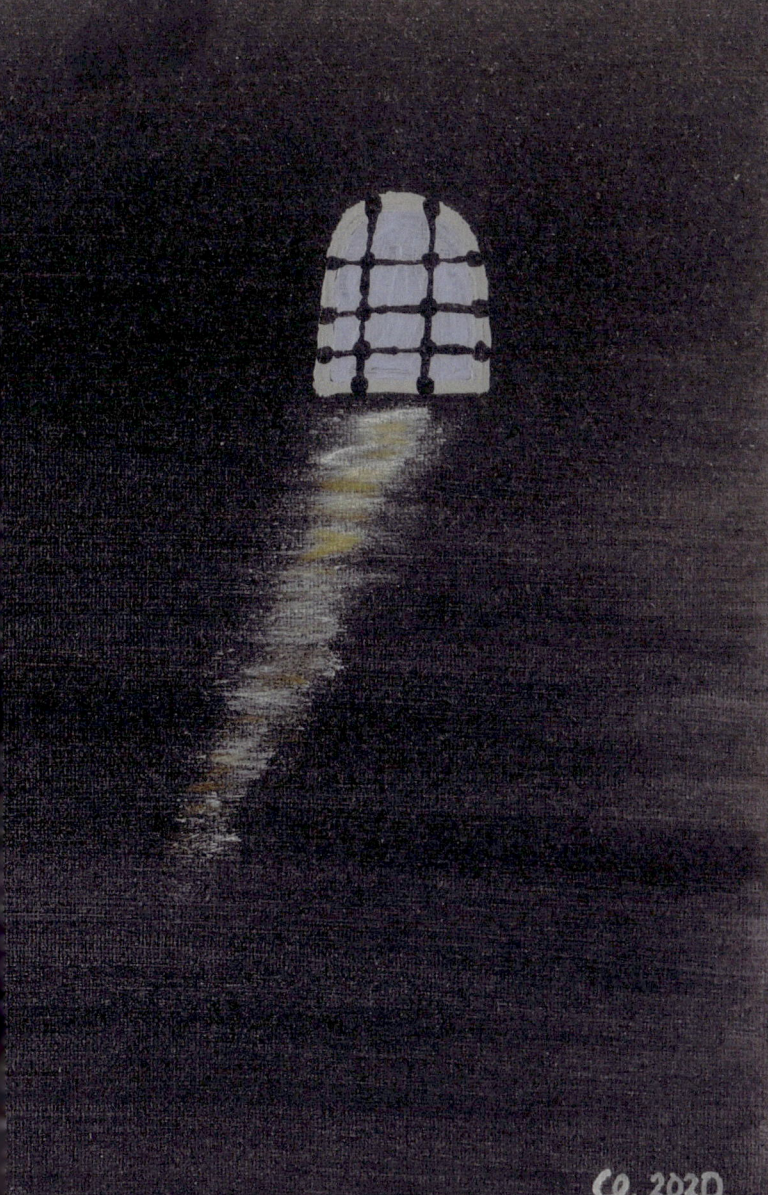

Det enda jag kan känna är remmarna

Charlotta Benezeder Odelius

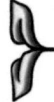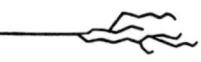

Larmet går. Någon skriker. Och jag tappar fästet om verkligheten. Jag kastas tillbaka. Känner ovälkomna händer på min kropp. Händer som håller fast. Jag hör bältessängen rullas genom korridoren, men vet inte längre till vem den är på väg. Jag sitter fast. Jag kommer inte loss. Jag kan inte fly. Någon pratar med mig. Kan du titta på mig? Men det enda jag kan känna är remmarna. Den totala hjälplösheten. Jag kan inte försvara mig. De kan göra vad de vill med mig. En hand i min. Det är ingen som håller fast dig. Det är bara du och jag här. Men jag känner det så tydligt. Det händer igen. Jag kommer inte loss. Jag kommer aldrig komma loss.

Jagad

Hannis Hae

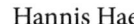 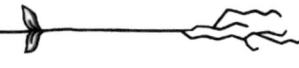

jag ligger i min säng
jag kan inte röra mig
jag är övertygad om att någon, vilken sekund
som helst
kommer att rusa in genom dörren
för att skada mig
kanske dödar den mig med ett spjut
kanske tar den stryptag på mig
kanske är det dess närvaro
som löser upp mig tills jag inte längre finns
kanske finns det inte längre någon luft att andas
kanske trycks jag in i ett vakuum

samtidigt som jag upplever allt det här
så vet jag att om jag går ut och tittar finns det
ingen där
det är bara min kropp och hjärna som reagerar
som att det händer
fastän jag inte ens kommer ihåg
att det någon gång har hänt i mitt liv

Jag vågar nästan inte beskriva

 ek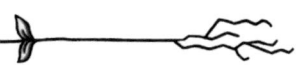

Jag vågar nästan inte beskriva, för jag litar inte alltid på att det jag upplever är dissociation. Ibland är jag övertygad om att jag har rätt så bra koll på dissociation både i teorin och min egen upplevelse av den. Andra stunder tänker jag att jag inte alls kan beskriva hur den känns. Dissociation är att, på något sätt, stänga av, men jag uppfattar inte alltid vad det är jag stänger av. Jag har alltid gjort det och då finns inget att jämföra med? Låter kanske lite dramatiskt för någon som inte upplevt det, men jag är ganska säker på att en del andra som dissocierar kan känna igen sig. Vi finns.

Kanske kan den här texten upplevas som en spretig uppräkning av en massa olika upplevelser som helt enkelt är delar av livet, men jag har i alla fall försökt beskriva hur jag upplever dissociation. Den är inte alltid bara ett problem i min vardag och jag är ännu inte redo och trygg nog för att kunna jobba mig bort från all dissociation. När jag stöter på hjälpsamma människor som vill hoppa direkt till att bryta all dissociation för att jag ska vara här och nu, brukar det ofta leda till att vi kör fast. Jag hoppas att jag hittar fler som kan följa med mig på resan där jag får hjälp att förstå mer och sen kan hitta andra sätt att hantera vad det nu är jag inte kan hantera.

Känns inte alls

Ett svar på frågan om hur dissociation känns är att den inte känns alls. Ibland är det just möjligheten att känna som stängs av. Allt beskrivande blir något påhittat för att förklara för andra. Inget känns.

Som att vara oövervinnerlig

När jag möter utmaningar som kräver stora insatser från mig känns det ibland som att jag klarar allt. En "superdel" tar över. Den var mycket mer aktiv och lättriggad innan jag kraschade, nu märker jag mest av den i krissituationer. Om det blir översvämning i källaren, om någon håller på att dö eller om det brinner, kan jag allt. Jag kan lösa situationen, finnas som stöd och pepp för andra och känner ingen panik. Det kan kännas som en lättnad och klarhet där både kroppen och hjärnan fungerar, men självklart håller det inte så länge.

Ofta kan jag inte sluta agera och prestera när krisen är över utan fortsätter tills jag kraschar.

Ibland triggas dock den här delen igång av mer vardagliga eller dumma saker som till exempel att en hantverkare ska komma hem till oss, kortvarig självsvält eller extrem trötthet. Det är samma känsla av oövervinnerlighet, men det resulterar väl då mest i att jag gör alldeles för mycket och ganska irrationella saker.

Helt väck, dimmig eller gränslös

Så här skrev jag dagen efter en fest:

"*Viktig födelsedagsfest. Fina människor. Många människor. Ställde mig själv i fokus genom att hålla i en del av aktiviteterna. Gav allt. Dansade till klockan tre. Vaknade ganska pigg i morse, det vill säga hög på endorfiner. Körde på med städning i festlokalen och kraschade efter typ fyra timmar på endorfiner. En kombination av att medvetet köra över mina gränser för att kunna göra det jag vill och att omedvetet inte kunna sätta stopp när gränsen redan suddats ut av tröttheten.*"

Jag drack ingen alkohol, men dagen innan själva festen och dagen efter är precis så suddiga som de hade kunnat vara om jag druckit ganska mycket. På en fest kanske det inte sticker ut, men jag kan även uppleva det en helt vanlig dag när jag ska träffa en läkare eller göra ärenden på stan. Lika overkligt, suddigt och svårt som om jag hade druckit. Det kanske inte syns utåt men kan vara jättesvårt att stå ut i och kanske framför allt att hantera efteråt. Vilka har jag träffat? Vad hände? Varför är allt så konstigt? Kommer det alltid vara såhär? Varför kan jag inte bara skärpa mig?

Det här tror jag att även människor som inte har problem med dissociation kan känna igen sig i eftersom alla känner sig lite borta ibland, men det betyder ju inte att det inte är en del av min dissociationsproblematik. Min dissociation kan vara osynlig och göra mig högfungerande och andra upplever nog att jag fungerat bättre än jag egentligen gjort. Den delen av dissociationen har tagit mig hit, till en helt sjukskriven och ofta helt utmattad, överkänslig och psykiskt sjuk tillvaro.

Det kan kännas som att jag är liten

Jag har nog alltid kallats stor och stark och också upplevts så. Jag levde upp till de förväntningarna och tog mycket ansvar, hjälpte till och klagade nästan aldrig. Jag utvecklades och lärde mig både fysiska och teoretiska saker snabbt. Min identitet blev tidigt att inte behöva hjälp och att gärna hjälpa andra. Men inuti fanns såklart, som för de flesta som blivit utsatta för övergrepp, delar som hade behövt massor av uppmärksamhet, förklaringar, stöd och omsorg för att läka skadorna. De delarna begravdes nog djupare och djupare och när jag nu skriver om det känns det nästan som att de kanske inte finns. Men ibland upplever jag det faktiskt. Jag kan känna att kroppen inte stämmer med den lilla som agerar, tänker och vill saker inuti. Det är extremt sårbart och inte självklart att jag uppskattar om någon utanför försöker prata med mig om det, men det finns. Det är på riktigt.

Som att jag ljuger om allt hela tiden

Jag hamnar ibland i ett läge där allt jag kan säga, särskilt om mig själv, känns fel. Det märks nog inte utåt. Jag kan höra mig själv svara på frågor men svaren känns främmande. I värsta fall blir det en krock med någon annan vilja inuti. Någon del av mig som inte alls förstår eller accepterar det som sägs. Om jag ser tillbaka på såna situationer kan jag ibland förstå varför det blir krock inuti men i stunden är det obehagligt och känns som att jag ljuger. När jag lämnar situationen tänker jag ofta: "Jag vill aldrig mer vara i en sådan situation".

Som att tiden är fel eller trasig

Det hackiga och obegripliga som dyker upp ibland i min verklighet kanske bättre kunde beskrivas med bildkonst, poesi, film, dans eller teater än i en sån här text. Tänk dig en film som börjar i normalt tempo och med ett linjärt berättande, men en bit in börjar hacka, spelas i slowmotion utan någon begriplig anledning, och hoppa i handlingen som om scener klippts bort och kastats om. Det varar bara någon minut och sedan är det begripliga tillbaka. Då skulle du kanske undra om det verkligen hände eller om det blivit fel. Kanske skulle du vilja ladda ner en bättre version eller ha pengarna tillbaka? Ja, så kan jag också tänka. Jag undrar om det jag upplever är riktigt, om det går att rätta till och om jag kan få reklamera mig.

Förut levde jag ett liv med massor av jobb och aktiviteter där tiden nästan aldrig räckte till och nu känns tiden ofta för lång och svår att orka med. Mitt fokus räcker aldrig en hel dag. Hjärnan tar slut, orken att kämpa tar slut, fokus tar slut, lusten tar slut och ibland försvinner livslusten helt. Det är svårt att vila eftersom det ofta ger mig orimlig ångest. Då behövs den distraktion, verklighetsflykt och avstängning som fungerar för stunden. Sätt att få tiden att gå.

Förstår inte kroppens reaktioner

Det här med depersonalisation och kropps-medvetenhet är väldigt rörigt för mig just nu, men jag ska försöka ge en bild av hur det kan vara.

På senare tid har jag och min kurator börjat prata om möjligheten att jag befinner mig någonstans på den dissociativa skalan och att det antagligen handlar om strukturell disso-ciation där det finns en uppdelning på ett eller annat sätt. I samband med de samtalen har jag helt eller delvis tappat känsel och rörelse-förmåga. Ibland kan jag säga att jag inte har någon kropp, men den rör sig och ser ut att fungera. Då kan jag bli oresonligt hatisk mot den och slå den. Andra gånger kan jag försöka röra på mig men inte lyckas alls eller så blir rörelsen inte den jag tänkt mig. Föreställ dig att någon försöker resa sig upp från en fåtölj men allt som händer är att högerhanden upprepade gånger rycker åt ett och samma håll eller att hela kroppen blir spänd men inte rör sig i någon riktning. Även här kan resultatet bli att jag försöker slå på den för att få förlamningen att släppa. En tredje variant, som kanske varit den vanligaste, är att talet blivit påverkat men att det inte bara är svårt att få fram orden ur hjärnan utan också ur munnen. Det är som att tunga, käkar, läppar, nacke och hjärna låser sig och signalerna mellan dem klipps av eller hamnar på repeat.

Jag har en del av min kropp där jag har nedsatt känsel och ibland tappar känseln helt. Ingen läkare, fysioterapeut eller någon annan har egentligen försökt ta reda på varför, även om jag påpekat och undrat lite. Jag tror att det är kopplat till dissociationen eftersom det påverkas och förändras beroende på hur jag mår psykiskt. När jag försökt låta någon röra vid det stället har jag flera gånger hamnat i panikattacker eller totalt stängt ner och slutat andas tills beröringen upphört.

Skräcken att inte kunna styra kroppen

Ibland när fysiska och verbala funktioner sätts ur spel upplever jag skräck. Det har nästan bara hänt i trygga situationer med stödpersoner. Då tror jag det handlar om att jag fått hjälp att luckra upp försvaren och låtit delar och svåra känslor finnas. När timmen är slut och jag måste ut i en annan verklighet kan det vara svårt att "hitta" någon del som är beredd att förhålla sig till den. Det går inte att prata eller resa mig.

Glappen mellan delarna kan bli synligare när det finns någon som orkar hjälpa och trygga. Att då drabbas av att tappa kontakten med tal- och rörelseförmåga kan ju verka paradoxalt eftersom situationen är trygg, men jag vet att det inte är helt ovanligt vid svåra dissociativa tillstånd. Skräcken är hemsk, men jag upplever hellre den än fortsätter leva utan möjlighet att känna. Kanske kan det leda till att jag förstår mer och någon gång kan läka.

Det har även hänt att jag förlorat kropps-kontroll i situationer där jag känt mig mindre trygg. Ett tillfälle var när jag var inlagd på psykiatrisk avdelning och där fanns ju männi-skor jag inte alls kände. Det gjorde mig lite otrygg. Jag skulle ta en av de absolut mildaste ångestdämpande medicinerna för att klara av att äta efter ett matschema, på grund av min ätstörning. Jag reagerade lite olika på medicinen men vid flera tillfällen hamnade jag i lägen där kroppen var avstängd medan hjärnan var vaken och fick panik. Det var som en mardröm där en måste ta sig ifrån situationen men inte kan röra sig. Det kunde hålla i sig i timmar och påminde om hallucinationer. Jag kunde plötsligt få för mig att den snällaste sköterskan jagade mig och skulle slå mig eller att stora svarta skugg-figurer stod böjda över mig från alla håll och skulle klösa sönder mig.

Liknande hände när jag varit sövd för en mindre operation och vaknade upp ur narkosen helt vild. Jag försökte ta mig därifrån direkt. De ökade dosen lugnande och höll fast mig, min panik växte förstås tills jag dissocierade men-talt istället. Jag blev till synes lugn då och minns ingenting förrän jag lyckats övertyga dem om att släppa iväg mig. Jag var fortfarande påverkad av medicinerna och rasade ihop i ett omklädnings-rum men tog mig sen därifrån. Jag hade berättat

att jag har PTSD och de var snälla, men jag var
så väck.

Kan en ta bort något som inte finns?

Under de senaste månaderna har min kurator,
som är en av de få som kunnat närma sig mina
dissociativa delar, börjat resonera kring vad
olika delar har för sätt att försöka skydda mig.
Det finns ju delar i mig som hävdar bestämt att
det bästa sättet att slippa allt jobbigt är att för-
svinna. Det är inte alltid tydligt att det betyder
död. På grund av depersonalisation blir inte
heller "död och borta för alltid" något drama-
tiskt. Att ta bort något som inte finns liksom.
Det här kan ju vara ett livshotande tillstånd och
helt ärligt har jag själv svårt att förstå hur det ska
hanteras. Jag vill ändå berätta för kanske kan det
vara viktigt för någon annan att kunna känna
igen sig i det.

Den här upplevelsen av att det inte skulle
göra så stor skillnad om jag lever eller dör har
på senare tid börjat användas mer eller mindre
omedvetet i potentiellt farliga situationer. När
jag sitter i en sjukresetaxi och föraren kör vårds-
löst, uppträder oproffsigt eller använder sin
mobil på ett olagligt sätt, tänker jag automatiskt:
Jag finns inte. Jag flyr alltså mentalt från oro,
maktlöshet och rädsla. Jag skulle kunna prata
med hen och be hen sköta sig bättre, anmäla hen
i efterhand eller be till någon högre makt kan-
ske, men dissociationen "räddar mig".

Vad hjälper mig just nu?

Jag är ju mitt i det här nu. Det här är mitt liv och som tur är kommer ni inte kunna ge mig tips på hur jag ska lösa det här. Det skulle jag inte orka ta emot. Men jag försöker få hjälp och hoppas att det kan bli bättre med tiden.

Det som fungerar bäst för mig med kuratorn just nu är att hon är lugn och ger mig tid. Jag får behöva olika saker vid olika tillfällen. Ibland resonera, analysera och berätta med massor av ord och reflektioner. Ibland få uppleva vad som händer när jag kan släppa den stenhårda kontrollen och låta det som kommer komma. Det kan innebära dissociation, skifte mellan delar, panikångest eller andra starka känsloutbrott. Då påminner hon mig om att det kan bli såhär när en är komplext traumatiserad och dissocierar. Hon säger säkert en massa bra saker som jag ibland inte minns efteråt men som ändå hjälper. Ofta kan det till slut hjälpa att hon guidar mig till något konkret i rummet. Den blå glashästen till exempel. Det är ingen quick fix som hjälper direkt men efter ett tag kan jag se prydnadshästen i fönstret och att hon finns i stolen mitt emot mig. Ibland flyger jag upp med ett ryck och hinner knappt med själv och ibland säckar jag ihop och kroppen känns tung, dödstrött och öm. Då säger hon att det inte är bråttom och visar mig att hon menar det. På något sätt har vi till slut alltid lyckats hitta ett sätt att komma vidare.

Jag får också skriva och rita. Det hjälper på olika sätt både med ångesthantering och för att delar som har väldigt svårt att prata ändå ska kunna uttrycka sig.

Hemma är det tre saker som känns extra viktiga. För det första behöver jag få begränsa sociala kontakter extremt mycket och ibland ha låsta, stängda dörrar. Vissa dagar behöver jag stänga av mobilen och minska alla intryck.

För det andra behöver jag ofta någon som bekräftar att saker jag tänker, känner och gör är okej. Det är få utvalda människor som jag just nu litar på. Min sambo är en av dem, ibland någon vän och även kuratorn får hjälpa till på distans. Det hjälper mig även att få ge samma bekräftelse till andra.

Det tredje som känns viktigt är "en sak i taget". För mig betyder det att jag måste på-minnas om att inte fokusera längre fram i tiden än jag orkar hantera just då. Inte tänka på allt jag ska göra nu och sen. Jag vill vara tydlig med att det inte alls betyder att jag njuter av att vara fullt närvarande i det jag gör, typ känna marken under fötterna på promenaden eller diska med händerna i skönt, varmt vatten. Nej, snarare: Nu tar jag en promenad och det behöver inte kännas på något speciellt sätt. Jag ska inte bestämma nu vad jag ska göra efter det.

Jag vågade

Jag vågade nästan inte beskriva, men nu har jag gjort det ändå. Så många olika upplevelser jag har av dissociation. Tack för att du läste. Det är

på riktigt viktigt. Det är svårt att hitta behand-
lare och andra allierade som förstår hur det kan
vara att ha många olika dissociativa försvar och
hur det går att hjälpa oss.

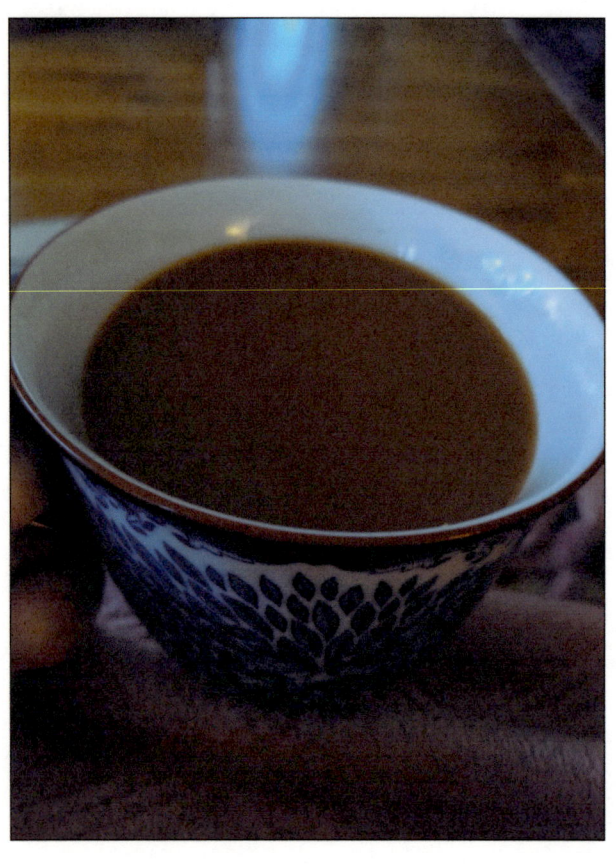

Orb
Sofia Risman

Som vatten ovanpå isen

Elvira

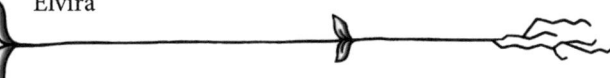

Det finns inget enkelt svar på hur det känns att dissociera, för det kan kännas på flera sätt. Det finns också flera vägar från det mer medvetna vanliga in i dissociation för mig, som gör att det känns på olika sätt när jag dissocierar.

En dramatisk väg är den från ett starkt obehagligt minne eller en flashback som gör att jag helt enkelt stänger av. Jag kan inte märka då att jag just dissocierat, jag har fullt upp med kaoset som kastar mig hit och dit. Det är starka känslor och försök att tänka. Men så noterar jag att det blir lugnt, som att runda en udde i storm och komma in på läsidan till blankt stilla vatten. Jag bara flyter. Men i det flytande har jag tappat rodret och kan inte ta riktning, inte styra. Jag blir hjälplös för det finns ingenting att ta fäste på eller ta spjärn emot därifrån. Det kan vara en lättnad först men är samtidigt väldigt obehagligt. Det känns dimmigt och tungt. Det svider i kroppen, den känns fjärran. Om någon försöker ta kontakt, som när terapeuten säger mitt namn gång på gång och "Var är du nu? Kan du titta på mig?" så svarar jag jaaa automatiskt, men kan inte styra kroppen eller det jag säger.

Jag kan höra, men inte kommunicera. Ibland lättar det successivt tillsammans med tera-peuten som får mig att fokusera på något, som till exempel att gnida händerna mot varandra.

Men det är som att ta ett språng över avgrunden att komma tillbaka, det känns livsfarligt och som att jag måste passera det farliga som gjorde att jag försvann. Men jag vill tillbaka till honom och rummet i nuet. Förut visste jag inte om jag vågade men nu vet jag hur tryggt det känns när jag väl är där igen. Så något i mig vill dit trots att jag är jätterädd att ta klivet tillbaka.

Händer denna typ av dissociation när jag är ensam blir det oftast en stunds total frånvaro. Jag vaknar till på golvet eller hopkrupen i ett hörn. Då minns jag inte vad som hände. Pulsen är långsam. Min pulsklocka blinkar på 48 slag per minut, 50, 53 ... det tar tid att kvickna till och komma tillbaka. Jag känner mig kall och stel och ofta väldigt ledsen. Då brukar jag försöka ta fram telefonen som jag oftast har i fickan och ligga där på golvet och titta på Facebook en stund för att de färgglada bilderna hjälper mig att fokusera på något. Annars ligger jag bara och känner min kropp mot golvet och andas tills jag kan röra mig mer.

Jag tittar på klockan och försöker förstå hur länge jag var borta. 15 minuter eller 30, ibland längre. Efter en stund brukar jag kunna röra kroppen som vanligt igen och börja fundera på vad jag höll på med när jag försvann. Jag tittar efter ledtrådar, kanske skulle jag laga mat eller borsta tänderna.

Dissociationen kan också komma smygande. Om det finns många svåra tankar eller minnen och jag är ensam länge, kanske flera dagar i sträck utan att prata med någon, då brukar jag dissociera. Jag kan tro att jag är närvarande, men allt blir mer och mer rörigt. Jag får mindre och mindre kontakt med mig själv. Det blir som vatten ovanpå isen. Vatten som isolerats från sjön där under. Det jag tänker och känner kan inte sjunka in, och jag kan inte förstå var jag är eller vad min kropp signalerar. Allt bara rör sig ovanpå utan kontakt. Inga känslor känns riktigt på riktigt. Tankarna blir trögare och det är svårt att fokusera. Kroppen blir obehaglig och omväxlande känslolös och full av blandade starka smärtsensationer och muskelkramper. Det händer att jag skadar mig själv då, skär mig eller biter mig för att komma ur det som är, för att komma åt mig själv igen och vakna. För att vattnet ovanpå isen ska nå sjön och jag ska nå mig själv igen.

Det finns också den där dissociationen som handlar mer om mina inre delar. Den sortens dissociation kallas ibland strukturell dissociation. Jag har varit med om så många svåra saker som jag då inte alls kunde hantera och då har jag delat upp mig, gått isär och är flera delar inuti. Det är inte lika vanligt längre att det blir så tydligt, för jag håller på och läker och blir mer och mer En person. Men det händer att jag plötsligt agerar, tänker och pratar som den Lilla flickan.

Jag vill saker som är Lillas önskningar. Hon vill att saker ska vara trygga eller så vill hon ha godis eller så vill hon titta på något fint och gulligt djur. Då kan det bli bråkigt inuti. För den mer arga traumatiserade delen av mig gillar inte sånt, hon tycker det är fånigt och larvigt. Då måste jag medla mellan dem. Jag tycker inte heller alltid att vi har tid att ägna oss åt det där som Lilla vill. Jag vill göra annat som att plugga eller köra bilen. De andra delarna får inte riktigt plats då. Min lösning har varit att de får vara i ett tryggt rum jag hittat på i fantasin och få det de behöver och vill senare. Jag vet att de skulle behöva förstå bättre var de är i tiden, att jag skulle behöva bli mer en och bråka mindre mellan delarna för det tar mycket kraft som det är. Jag blir oerhört trött av det. Det är något som blir bättre efter hand.

Att ha det såhär är min vardag. Det har varit det många år. Det är inget mystiskt eller knäppt med mig. Mitt psyke och kropp orkar bara inte alltid minnas allt svårt och skyddar mig från det trots att det inte är riktigt funktionellt längre. Min terapeut har dock uppmärksammat mig på att det nu och allt oftare går veckor när jag inte dissocierar, när jag kan berätta för honom hur veckan varit och minnas den och inte varit borta i dissociation. Det finns månader när jag inte skadat mig själv i dissociationen. Det känns oerhört skönt att dissociationen kommer mer sällan nu. När jag dissocierade som mest var jag alltid rädd för jag visste inte vad som skulle hända härnäst. Att dissociationen minskat har gjort att jag allt mer kunnat börja bearbeta mina trauman. För inget bearbetades eller blev mer helt när dissociationen höll mig borta och försökte rädda mig från de svåra minnena.

Jag vet inte vart bearbetningen och den minskade dissociationen kommer att leda med delarna, vem jag blir eller hur det kommer att kännas då. Men jag vet att jag blir mer och mer närvarande och mer och mer hel. Jag känner att det är värt allt jobb jag lägger ner på att läka, för att dissociera kan kännas som en lättnad just när det sker, men jag känner att den håller mig borta från så mycket viktigt, från att vara med mig själv och uppleva nuet.

Övergiven överlevnad
Achillea Dahl

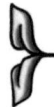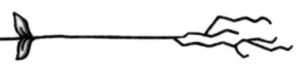

Det har tystnat nu. Det som alldeles nyss rasade innanför, utanför, inuti, utanpå har blivit stilla. Istället har en tomhet smugit sig in. En avstängd känsla av ett påfluget förflutet. Avslaget påslag. För svårt att vara kvar i. För jobbigt att andas i. För komplicerat att hantera. Så jag är inte kvar. När kroppen brutit ihop har jag redan lämnat rummet. Redan innan allting brakar samman är jag försvunnen. Har flytt. Går ej att finna. Jag har lämnat den själ och kropp som tillhör mig till sitt eget förfogande. Och den har inga verktyg så det slutar aldrig bra. Blir bara en hög av celler som varken kan eller vill göra något. Lemmarna förblir orörda. Andningen är det enda som fortfarande går självmant. Kroppen är stilla. Den är ensam, lämnad åt sitt öde. Den är tyst men skriker efter hjälp för allt vad den är värd.

Jag säger att jag inte kan vara kvar. Att jag måste gå. Att det inte finns på denna jord att jag kan finnas för mig själv när det är som svårast. Det går inte. Jag behöver försvinna då, avlägsna mig, stänga av mig själv. Jag vill inte vara kvar i skalet som lider och som värker. Vill inte vara den som träffas av sanningen och måste ta fallet av verkligheten. Det är olidligt och jag står inte ut. Så jag flyr istället. Och den kropp som behöver mig som bäst förlorar mig som allra mest.

Det är rädslan för att implodera. Det är rädslan för att explodera. Det är rädslan för att ta i så vidriga upplevelser att det känns som att hela jag kommer förgöras. Jag tror att jag skyddar mig själv genom att gå. Jag tror att jag kan överleva om jag bara överger. Det som blir kvar är otröstligt, ensamt och på väg att tyna bort.

Nå mig inte.
Begär inte av mig att bli där.
Jag försvann av en anledning, ändra på det och jag kommer tillbaka.
Ingenting kan ändras.
Förblir borta.
Lika. Länge. Som. Det. Pågår.
Lättare i ingenmansland.
Svårare i sanningshamn.
Vill inte försvinna bort.
Vet inte hur jag ska finnas kvar.

Det var när vi började reda i bakgrunden som det blev tydligt för mig. Vilka mekanismer som slår på. Vilka system som sätts igång. Jag blev medveten om varför, hur och när det händer. Och jag kom också till den fruktansvärda insikten: jag lärde mig det här av honom.

Nuförtiden är det automatiserat men det fanns en tid när det inte var det. När min kropp ännu inte hade lärt sig. Den behövde inte ge sig iväg, den behövde inte fly, ingenting i dess upplevelser var så svåra att de behövde distanseras med dissociation. Men jag lärde mig. Och jag lärde mig av honom. Första gången som barn.

När han skapade en verklighet som blev för svår att finnas i så kroppen tog till sitt absolut bästa försvar för att skona mig från det fruktansvärda den upplevde. Den lät mig gå, försvinna bort i intet och sväva omkring ovanför mig själv utan att känna rädslan, smärtan, förvirringen, förtvivlan. Jag skonades. Kroppen gjorde inte det. Det var så effektivt. Så effektfullt. Så funktionellt i sin dysfunktionalitet. Efter det blev det standard, vardag, norm. Vid tillstymmelse till hot – väck! Vid antydan om smärta – dra! Vid minsta lilla gnutta av obehag – försvinn så långt bort i ingenting som du bara kan. Landa på en plats utan lidande och värk. Finns till på säker mark i en osäker värld. En fiktiv illusion av att livet är lättare om man slipper vara närvarande i det. För det kan göra så ont, vara så hemskt, kännas så fruktansvärt att den verklighet som utspelar sig är för svår att andas i. Så kroppen har skapat denna fantastiska frizon där skadandet inte når sinnet på samma sätt. Det är en kortsiktig lösning som skapar långsiktiga problem men för stunden hjälper det. Det är aldrig ett val en person skulle göra frivilligt, men det är inte heller ett frivilligt val. Någon annan har tagit kommandot och allt som sker efteråt sker med noll hänsyn till ett litet bultande hjärta som bara vill överleva. "Om du inte tar hand om mig så kommer jag göra det" säger kroppen och drar ner ridån inför den mardröm som utspelar sig. Slipper se det vidriga, slipper känna det äckliga, slipper uppleva det otäcka. Avstängt. Avspärrat. Avslutat.

Det är den kraftigaste av funktioner som ska-
par en helt kraftlös människa. Skonar från det
skoningslösa. Skyddar den skyddslösa. Värnar
om den värnlösa. Det går bara att förstå i back-
spegeln. Men då finns det inte heller något som
är så tydligt som just det. Samtidigt vill jag inte
stänga av. Inte längre. Inte när jag inte behöver
det. För kroppen kan inte skilja på riktiga hot
och imaginära och drar hellre i nödbromsen en
gång för mycket än en gång för lite. Resurserna
är annorlunda nu, omständigheterna är annor-
lunda, livet är annorlunda. Därför vill jag vara
annorlunda. Jag vill försöka vara närvarande
och omhändertagande. Allt det som jag inte fick
då. Allt det som jag kan försöka ge mig själv nu.

Huvudet mot elementet. *Hämta is.* Sakta vag-
gande. *Hämta luktsalt.* Försöker stilla andetagen
men har panik. *Sätt igång den här låten.* Andas
nu bara. Ta det lugnt. *Vilket datum är det?* Ingen-
ting händer även om allting sker just nu. *Vad är
klockan?* Bröstet som höjer sig och sänker sig i
alldeles för snabba intervaller. *Vilket år?* Rösten
kommer långt bortifrån. *Hämta filten.* Den är
mjuk när världen är hård. *Sätt låten på repeat.*
Höj. Sitt still. Gör ingenting men var närva-
rande om jag blir för frånvarande. *Rabbla årtal
igen.* Det är tryggt nu. Tid har passerat. *Upprepa
staden, platsen, landet.* Ingenting händer. All-
ting händer. *Andas.* Andas djupare. Allt är väl.
Upprepa. Allt. Är. Väl.

Gravitationen drabbar mig hårdare.
Luftmotståndet träffar mig starkare. Ingen

kroppsdel går att lyfta. Munnen lätt öppen. Andetagen passerar lungorna hastigt, häftigt, flämtandes. Som att varje vore det sista. Jag har inte testat att försöka ställa mig upp än. Senaste gången jag stod på benen gav de vika. Sjönk. Verkligen sjönk. Som att jag tog in vatten och försvann ner under ytan.

Tio minuter går. Tjugo. Trettio. Jag har inte sagt mer än det mumlandet som är så inåtvänt att det knappt uttalas. Det är bara till för mig. Rabblar årtalen för min skull. Säger vilken stad jag bor i för min skull. Upprepar min ålder återigen för att kroppen ska haja och hjärnan förstå. Förankra sig i nutid. Det är som att mitt inre måste hinna ikapp så jag måste vara extra långsam och synnerligen tydlig. Tid har passerat. Fler år. Flera månader. Tusentals dagar. Detta är inte en stund i fara även om faran känns lika närvarande som då.

Jag sitter och tittar ömsom upp i taket och ömsom stirrar jag ut i intet. Står mer bara ut. Finns mest bara till. Och det är tufft nog. Det är jobbigt att bara existera. Varenda cell är medveten om smärtan och skickar hela tiden SOS-signaler till hjärnan "Hjälp oss, snälla, få det att sluta, det gör så jäkla ont". Och jag kan inte göra något. Kan bara försöka andas och när det inte går, flämta. Försöka förklara för cellerna att jag finns här, det gör ont och värker överallt men vi står ut i det också. Allt annat vi har tagit oss igenom gör att vi klarar detta med. Jag är ledsen över att vi ens behöver veta hur starka vi är. Men vi vet. Vi klarar det här också.

Till slut lugnar andetaget ner sig. Sinnet hinner ikapp. Jag kan sakta börja röra på mig igen. Vända mig utåt, formulera en mening. Även om allt går väldigt segt och känns som att röra sig i cement så är det ändå framsteg. Det är inte bråttom. Tids nog kommer mina fötter ta mark igen. Jag är inte rädd längre. Nu är jag bara ledsen. Över hur historien kan komma farandes och omkullkasta allting. En vanlig söndag, ett vanligt klockslag, en vanlig dag. Men med ett ovanligt förflutet går det inte att förlita sig på nåden eller rimligheten. Dåtiden har satt sina spår. Ingen kan säga något annat.

Tas i besittning. Blir ett innehav. Ståendes till någon annans förfogande.

Blir tom inuti.

Vållandes till mitt eget fall.

Förstöra. Fördärva. Grusa. Vandalisera. Skövla.

Jag förlorar värmen. Blir kylig och ovillig att samarbeta.

Kan stirra blint in i dina ögon men jag ser ingenting.

Jag är där. Jag är inte riktigt där.

Alldeles nyss frodades livet här. Nu har färgerna bleknat.

De drömmar som höll på att byggas upp tillintetgjordes i ett slag.

I ett andetag.

Jag anklagar mig själv, trots att förvandlingen sker automatiskt.

Jag vill inte bli instängd, vill inte stänga ute världen.

Men den gjorde det här mot mig och inte tvärtom.
Luften går in och sedan går den aldrig ut igen.
Förvandlas till giftig gas som fräter sönder min
omgivning.
Jag behöver räddas ur det. Lämnas jag ensam
fastnar jag.
Blir mitt eget fall. Min olösta konflikt. Min gåta.
Jag vill komma tillbaka till livet,
men jag är rädd för vad jag måste offra för att ta
mig dit.

Nuet är viktigast. Och det handlar om två nu.
Det som var då och det då som är nu. Jag upple-
ver dåtiden lika starkt som om det drabbade mig
nu. Som att det var nu jag trasades sönder. Även
fast det var då. Men också nu. I allra högsta grad
nu, fast det hände då. Det går inte att förklara
på något annat sätt än att det som redan hänt,
händer igen. Och enda anledningen till att det
händer igen, nu, är för att jag fullkomligt förne-
kade att det hände, då, när det faktiskt hände. Så
det har jagat mig, förföljt mig, hängt på mig och
krävt att få tillgång till nuet. Vägrat stanna kvar
i det passerade för att det aldrig fick passera.
Krävt att få tillhöra mitt nu för att jag aldrig låtit
det vara en del av mitt då.

Jag förstår att jag stängt av när jag väl slår
på igen. Då blir det kristallklart vad det är jag
försöker undvika. Det gör så ont att insidan
brinner. Jag vill skära bort allt. Slita ut hjärtat
och kasta det åt helvete. Smärtan är själs-
dödande. Lidandet är öronbedövande. Så jag
flyr till det dissociativa universumet. Tror att om

jag bara stannar tillräckligt länge så hinner allt lösa sig medan jag är borta. Inget löser sig. Inget blir löst. När jag väl infinner mig i nuet igen så är det lika jäkligt som när jag försvann. Då vill jag försvinna ännu mer. Då blir tankarna att jag vill försvinna helt och hållet. Som att jag kunde begrava det förflutna utan att själv svälja jord.

Nu är tiden för att hantera det som inte gick att överhuvudtaget ta in när det väl hände. Det som var så svårt att greppa, begripa, förstå så det fick tryckas bort, gömmas undan för att livet skulle kunna fortsätta. Och livet fortsatte men det var hela tiden något som pockade på uppmärksamhet. Något som vägrade släppa taget för att jag aldrig släppt taget. Något som jag velat lämna bakom mig och på så sätt istället skjutit framför mig. Detta måste hanteras. Annars kommer denna spiral fortsätta i all oändlighet och nuet kommer aldrig kunna vara nuet. Det måste hanteras. Och det skedde inte då. Därför måste det ske nu.

Nu är tiden det måste ske.
Nu är tiden för nuet att dået få se.
Nu är tiden utom fara.
Nu är tiden inne för att hantera det ohanterbara.
Nu är den stund som kräver sin rätt.
Nu är det då som känt sig föranlett.

Mitt dåtida jag tackar för att jag tar hand om det nu.
Mitt framtida jag tackar för att jag tar hand om det nu.

Fokusskiftet. Det lilla som skapar det enorma. Det minsta som kreerar det massiva. Efter det kan inget bli detsamma. Och det är bra, det är precis så det ska vara. Som det alltid borde varit. Egentligen är ingenting förändrat, mer än synen. Jag får rådet att vara kvar. Jag får tipset att stå ut. Jag får rekommendationen att inte dra. Och jag vill bara skrika. Det som begärs av mig känns som en omöjlighet och jag blir svimfärdig av bara tanken att vara fast i den verklighet som är helt nedfläckad av det förflutna. Trots det gör jag som de säger. Jag uppbådar all min kraft, påkallar allt mitt skydd och sedan gör jag det svåraste jag någonsin gjort.

Jag stannar kvar. Jag står ut. Hur svårt det än blir ska jag inte rubba mig en millimeter. Det kommer bli så tufft och jävligt och jag ska bli där. Det kommer blåsa storm men jag ska stå stadigt. Hur hemskt det än blir. Hur jobbigt det än kommer vara. Det är så svårt, det gör så ont, det är så outhärdligt. Men jag gör det. Jag vet nu varför det händer. Insikten som slår omkull en och bygger upp en i samma slag. Jag vet varför jag är borta för att jag vet vad det innebär att vara kvar. Personligen, själv och med mig själv och i min högra hand; det barn som jag en gång övergav, men som jag nu kommit tillbaka till för att stanna hos.

Resurserna riktas om, till sörjandet och till läkningen. Det kommer göra ont då också. Fruktansvärt ont. Oerhört ont. För det gör det. Det gör helt enkelt förbannat ont och där måste

jag vara och känna det, erkänna det. För att
kunna lämna det.

Känslan kommer.
"Stanna kvar"
Jag stannar kvar.

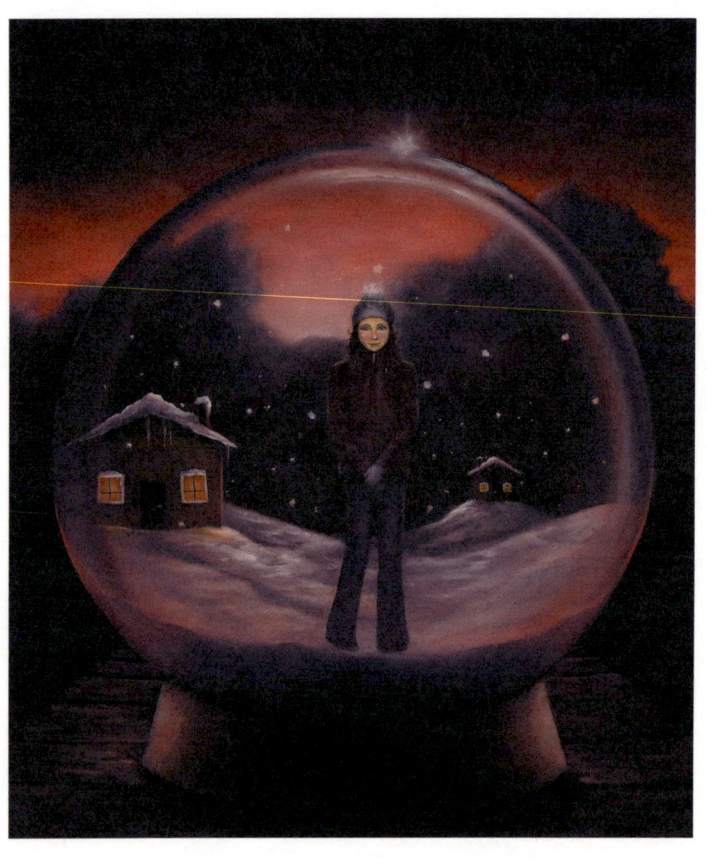

Flickan i snögloben
Sanna Persson

Flickan i snögloben

Annika

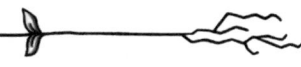

Det var en gång en liten flicka med mörkt lock-igt hår och blå ögon, en flicka full av livslust och lekfullhet. Hon bodde i en röd liten stuga vid en sjö där hon badade och lekte varje dag. Hennes skratt klingade ofta ut över sjön och hennes sång sträckte sig långt ut över vågorna. Världen kring den lilla flickan kändes trygg och den lilla flickan såg på livet med nyfikenhet och glädje.

En dag mötte den lilla flickan en ny lek-kamrat. Det var en lustig liten farbror som bodde i stugan bredvid och som tyckte om att leka, precis som den lilla flickan. De två blev goda vänner och de lekte tillsammans hela somrarna. Deras vänskap blev allt starkare och för den lille farbrorn blev den lilla flickan den vackraste av alla flickor. Den lilla flickan var så stolt och glad över att få vara den vackraste av alla flickor.

Men så en dag började stora, mörka moln rulla in i den lilla flickans tidigare så ljusa och bekymmersfria värld. Den lille farbrorn som alltid hade varit så snäll började plötsligt att byta skepnad. Hans ansikte klövs i två delar och den lilla flickan blev rädd. Hon var fortfarande den vackraste av alla flickor, men den lekfulle farbrorn förvandlades ibland till en mörk och otäck gestalt. Den tidigare så glada flickan började att få en sorgsen blick och hennes skratt klingade inte längre ut över sjön, och vågorna förde inte längre hennes sång ut i världen.

En dag hände något märkligt. Den lilla flickan fann sig plötsligt instängd under en genomskinlig kupol. Inne i kupolen var det tyst och lugnt. Inga mörka moln kunde tränga in i den lilla kupolen, inget ont kunde hända där. Men även om det kändes tryggt för den lilla flickan därinne så ville hon ut, men hur hon än försökte var hon fast i kupolen. Utifrån kunde man se den lilla flickan. Hon stod stilla därinne och log. När man skakade kupolen föll snö sakta ner över den lilla flickan som fortsatte att le. Det var en vacker snöglob med en sjö som var frusen till is och med två små stugor och en ensam liten flicka med mörkt lockigt hår och blå ögon.

En dag hade snögloben skakats så mycket att den lilla flickan inte längre stod fast vid marken utan slungades omkring tillsammans med de vackra snöflingorna. Snögloben var fortfarande fin att se på trots att den var skadad, men tittade man riktigt noga kunde man se att den lilla flickans varma leende hade tynat bort, och lyssnade man riktigt noga kunde man höra små försiktiga viskningar från den lilla flickan. Viskningar som skar in i hjärtat på dem som hörde de sorgsna orden. Den lilla flickan ville komma ut, men hon visste inte hur. Hon var fast i den kalla, ensamma kupolen.

Åren gick och den lilla flickan var fortfarande instängd i kupolen. Men så en dag kom två små barn och skakade den lilla snögloben och den föll i marken och fick en spricka. Trots sprickan tyckte de små barnen mycket om den fina snögloben och den lilla flickan fylldes av en sådan kärlek som hon aldrig förut hade känt. Då började isen på den frusna sjön sakta att smälta och kupolen blev tunnare och tunnare.

Det hände sig också att den lilla snögloben flyttades omkring och till slut hamnade hos trygga vuxna som såg den lilla flickan. De hörde hennes viskningar och såg hennes sorgsna blick. De tröstade och pratade med den lilla flickan som sakta, sakta vågade ta några steg mot kanten av kupolen.

Det gick långsamt och vägen fram var tung och svår, men till slut kom den lilla flickan till slutet av den genomskinliga kupolen. Hon stannade upp och såg sig omkring och till sin förfäran såg hon att vid kanten av kupolen var ett ändlöst stup. Hon var fast. Men så började de trygga vuxna att tala till den lilla flickan och de lovade henne att stupet hon såg var början på en ny väg utanför kupolen, en vacker stig som var början till något nytt för dem som vågade följa den.

Den lilla flickan var rädd och osäker. Den senaste som den lilla flickan hade litat på hade ju förvandlats till en mörk och hemsk gestalt och den lilla flickan var rädd att de trygga vuxna utanför kupolen också skulle förvandlas till något hemskt. Men så kom den lilla flickan att tänka på de två små barnen och fylldes då av en sådan värme och kärlek och längtan att hon lyfte sin ena fot och tog ett steg utför stupet. Och hon föll. Till flickans förvåning föll hon inte ner i avgrunden utan ner på äng, en äng med tusentals färgglada blommor och vid slutet av ängen fanns en stig och bortanför stigen hörde den lilla flickan de två små barnen och de trygga vuxna som kallade på henne och den lilla flickan började att gå.

Och än en gång hördes sången från en liten flicka klinga ut över nejderna.

En annan verklighet

Fjärilsvingen

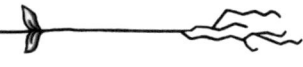

Det är en helt vanlig torsdag, lik alla veckans andra dagar. En helt vanlig torsdag men samtidigt inte. Minnena från barndomens trauman är extra påtagliga idag och jag undrar hur jag ska ta mig igenom dagen, hur ska jag orka idag också? Timmarna går och jag känner mig avtrubbad, jag hör vad de andra säger, jag deltar i samtalen, men är jag verkligen där? Flyr in på toaletten när ångesten tar tag i mig och blinkar till. *Va fan hände egentligen?* Rummet känns litet, jag tittar mig i spegeln och tänker att jag inte vet vem det är som stirrar tillbaka, jag känner mig så förvirrad. Jag vet vad som hände i förmiddags, men det känns som en film, inte som något jag faktiskt varit med om. Jag minns knappt vad vi pratat om, men jag minns att jag deltog. *Fan vad knäppt, är det nu jag blivit galen?*

Vissa dagar är som ett töcken, det känns som att jag står bakom en glasruta och tittar på när livet händer, tittar på när jag pratar med andra människor och gör olika saker, men jag är inte närvarande. Jag står bakom glaset och försöker ta mig ut, men det går inte. Slår med händerna mot rutan, skriker, men ingen hör och ingen ser. Jag är helt ensam där i min egen värld, mitt i den andra världen och jag vet inte hur en hittar ut? Hur hittar någon ut? Det finns ingen luft här, väggarna tycks krympa för varje andetag och jag tar instinktivt skydd, gömmer mig i ett hörn med händerna över huvudet, hopkrupen till en boll. Kroppen skakar, tankarna går i 150 och jag önskar att jag slapp vara här just nu, i allt det här. Jag viskar tyst, *snälla någon ta mig härifrån, låt mig slippa.* Blicken blir tom och jag är inte längre närvarande, jag är här fast någon annanstans.

Kanske är det efteråt som är värst, känslan av att inte veta om det som hänt faktiskt hänt, de obehagliga overklighetskänslorna blandat med förvirringen. När hände det som jag minns? Att dissociera känns så olika, ofta vill jag slippa verkligheten och zoomar självmant ut och ibland är det en försvarsmekanism som slår in utan att jag kan styra den själv. Orsaken spelar mindre roll, det tar lika mycket på mig varje gång. Förvirringen av att inte veta vad som hände idag och igår, när allt blir en rörig dimma som är omöjlig att reda ut. Tacksam för att kunna stänga av när det blir för mycket, men rädslan i att inte ha kontroll över någonting. En evig ambivalens. Återkommer alltid till samma fråga: Hur hittar en ut? Hur hittar någon ut?

Vilsen

Hannis Hae

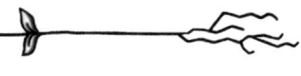

Jag går in på tågstationen,
jag ska resa i tre timmar
till en kursgård där jag bara varit
någon gång tidigare
I mobilen finns min biljett
Jag kollar biljetten mot tavlan och hittar rätt spår
Två tåg går ungefär samtidigt
till min destination
Numret på biljetten och tåget är samma
Jag går till perrongen som tåget ska gå ifrån
Är det här verkligen rätt tåg?
Jag kollar på biljetten igen.
Jo, det är samma nummer
Jag kollar på tavlan på perrongen,
det står rätt destination
Är det här verkligen rätt tåg?
Jag tar min biljett
och går fram till en konduktör
som står utanför tåget
visar biljetten och frågar om detta är rätt tåg
Jo, svarar hon det här är rätt tåg
men ändå tänker jag *är detta rätt tåg?*
Jag känner mig fortfarande osäker
Jag går ombord på tåget
Frågar en annan konduktör inne i tåget
om detta är rätt tåg
men det känns fortfarande inte som rätt tåg
Gud, vad pinsamt det är att jag känner så här

Jag går in i nästa vagn så att de resenärer som
sett mig fråga konduktören
inte ska kunna se mig här
Är det här verkligen rätt tåg?
Jag går till fönstret
och kollar perrongens tavla igen
men det känns inte som rätt tåg
Tänk om jag bara hittat på att jag ska resa
Tänk om jag bara hittat på
att det ska vara en kurs när jag kommer fram
kanske är allt bara i mitt huvud?
Är detta verkligen rätt tåg?

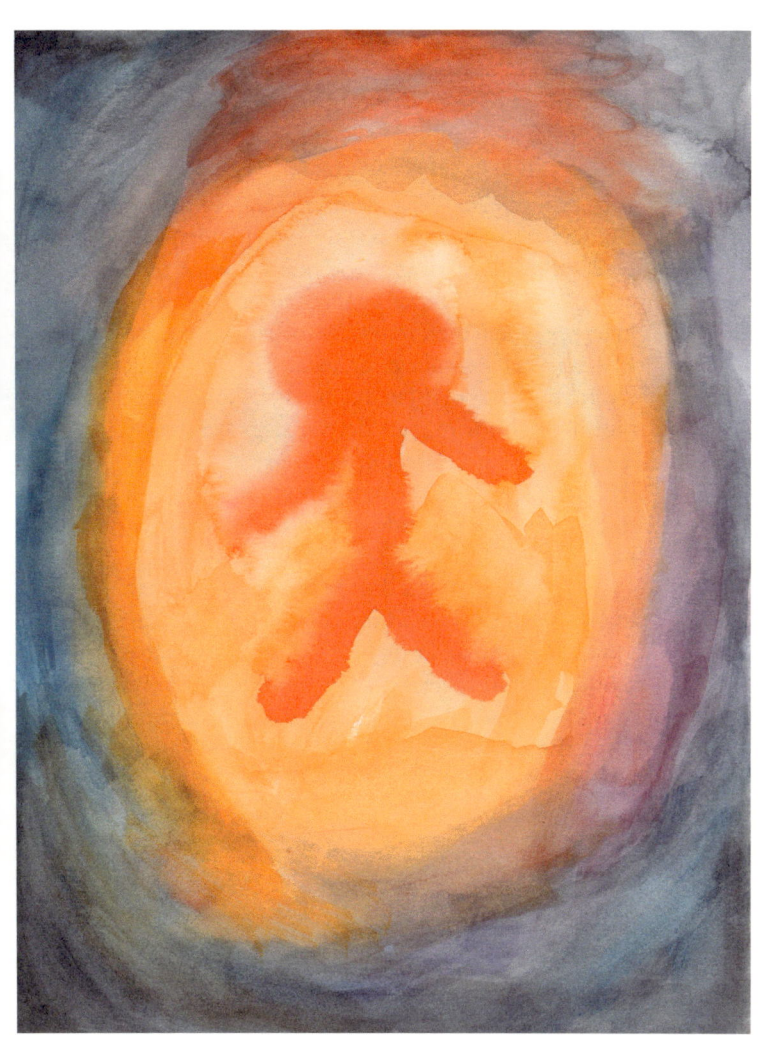

Suddig
Liv

Mitt maskhål

Lena Posselwhite

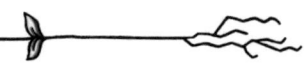

Den 25 december 2020

Igår tog julkalendern *Mirakel* slut, den som handlar om Mira och Rakel som reser i tiden och byter plats med varandra. Rakel kommer från år 1920 och Mira från 2020, men helt plötsligt byter de sekel med varandra och befinner sig i fel tid. Det var många år sedan jag senast såg en julkalender, och jag vet inte varför jag helt plötsligt fick för mig att det var dags igen, men jag tittade och tyckte om den, fast någonstans halvvägs insåg jag att den på ett sätt handlar om mig. Eller den påminde i alla fall om det som hände mig.

Mira och Rakel råkar byta plats genom ett maskhål – eller ett svart hål som det också kallas i julkalendern. Jag är ingen expert på fysik, men om jag förstått saken rätt är ett maskhål lite som två parkopplade svarta hål, där saker kan komma in på ena sidan och ut på den andra – i alla fall i teorin. Själv är jag lite mer som ett svart hål; det kommer in saker som sedan aldrig kommer ut igen. Men jag vill börja med tidsresorna; det svarta hålet kanske jag återkommer till senare.

2005

Första gången det händer ligger jag sjuk. Jag sugs in genom ett svart hål, men till skillnad från Rakel och Mira kommer jag inte ut på andra sidan, utan jag fastnar mitt emellan. Jag får hundratals flashbacks, men de blixtrar förbi så snabbt att jag inte kan se vad de handlar om. Bilderna ackompanjeras av ett våldsamt illamående. Det går inte att hålla fast vid det jag ser, utan synerna dundrar på som ett höghastighetståg. Jag får inte tag i någon av världarna utan är fast tills jag slutligen spottas ut genom samma hål som jag sögs in genom. Först tror jag att jag har så hög feber att jag yrat en stund, men tempen ligger inte på mer än 38 grader.

Nästa dag, när jag sitter och skriver dagbok, är det som att vissa ord jag skriver triggar minnesbilder. De kommer på löpande band, först snabbt och sedan långsammare så att jag hinner uppfatta några stycken, men det mesta passerar bara revy på ett helt okontrollerbart sätt. Ett kraftigt illamående förknippas med bilder och röster som jag inte lyckas få grepp om. Det hela är extremt obehagligt och väldigt skrämmande, och jag vet inte vad jag ska tro. Bilderna och rösterna förefaller kusligt välbekanta, trots att jag inte kan placera dem. Två gånger svimmar jag till och med i soffan. Jag börjar på allvar undra vad det är för fel på mig, men jag vågar inte prata med någon för jag är rädd att folk ska tro att jag är galen.

En gång fortsätter bilderna att komma hela natten. Jag kan inte sova på grund av hostan så därför vet jag att det inte är drömmar, och en sak är säker, det känns betydligt mer som minnen än som drömmar. Vissa gånger är det under själva "anfallet" väldigt tydligt vad någon säger, men när jag kommer tillbaka igen stannar minnena kvar i hålet. Inne i maskhålet tappar jag all kontakt med den vanliga världen; jag ser inte omgivningen och jag hör inte vad människorna runt omkring mig säger. Jag vet inte ens vilka som är närvarande eller på vilket sätt de hör ihop. Alla sinnen är engagerade under anfallen, men till en början förblir jag nästan orörlig trots att kroppen genom illamåendet och sinnes-intrycken är påtagligt närvarande. Efteråt har jag ingen aning om hur länge jag har varit borta.

Sittande i väntrummet på vårdcentralen, dit jag sökt mig för att jag misstänker lunginflam-mation, känner jag att en sådan där minnes-illamåendeattack är på väg igen, och för att försöka förankra mig i nuet tittar jag på de papper jag har i handen. Efter attacken står det ett helt annat namn på läkaren än vad det gjorde medan den pågick. Det här är första gången en liten del av mig finns kvar här och nu. En annan gång händer det när jag kör bil. Jag hinner tänka att det är tur att jag inte har någon annan i bilen, och så anstränger jag mig till det yttersta för att behålla kontakten med verkligheten, för jag kan ju inte bara stanna bilen mitt på vägen. Jag lyckas så pass att jag ser bilarna runt omkring mig, och jag ser vart jag kör. Halva jag är utanför maskhålet den här gången. Ytterligare en annan gång drabbas jag när jag befinner mig i en matbutik. Jag hoppas att jag inte ska må illa eller svimma den här gången. Det gör jag inte heller, men jag hör tydliga röster. Det som sägs känns helt bisarrt, men inte heller nu kommer jag ihåg någonting efteråt. Däremot känns verkligheten helt overklig. Människorna runt omkring mig är låtsasmänniskor som bor i låtsashus och går till sina låtsasjobb. Eller är det jag som är på låtsas? Jag vet inte vilket.

Attackerna slår till när som helst, ibland oftare och ibland mer sällan. Jag lyckas aldrig komma på vad det är som triggar igång dem. En gång sitter jag i telefon med min bäste vän, och jag hinner precis säga: "Håll kvar!" när jag känner det bekanta illamåendet komma över mig igen. Den här gången hör jag tydligt en mans- och en kvinnoröst som har någonting att göra med stallet där jag hängde i min barndom. När jag åter spottas ut har jag glömt vad rösterna sagt, men jag berättar om mina attacker för bäste vännen. Han vet inte vad han ska tro, men jag blir i alla fall inte avfärdad som galen. En annan vän tror att jag kanske är medial. Så småningom börjar jag ana att det kanske är kroppsminnen det handlar om. Att kroppen minns det som hjärnan inte kommer ihåg. Jag försöker hjälpa kroppen att känna sig trygg i hopp om att det ska dyka upp ett medvetet minne. Obehagskänslorna under anfallen minskar, men trots kroppens tappra försök kommer minnena inte tillbaka.

En enda gång får jag tag på – och lyckas hålla kvar – en bild som jag kan betrakta en stund. Scenen utspelar sig utomlands. Jag sitter med några bekanta runt ett bord inne på en restaurang. När jag tittar nedåt ser jag ett jordgolv. Den här gången hör jag ingenting, jag bara ser. Det är enda gången hittills jag står lite utanför och betraktar det hela; bara en del av mig är inne i tidsmaskinen. Resten av mig iakttar, trots att jag även är med i scenen jag ser. Jag mår inte illa den här gången, och i just den här bilden finns det ingenting som är skrämmande. Välbekant ja, men inte skrämmande. Jag tror att jag förut har varit så rädd för att komma ut på andra sidan att jag ständigt fastnat halvvägs.

Har jag hallucinationer? Jag ser, hör och känner ju lukten av saker som inte hör till verkligheten här och nu. En del känns helt bisarra, andra mer verklighetsnära. Ytterligare annat uppfattar jag som helt "utspejsat", men trots det känns allt ändå väldigt bekant, som någon sorts déjà vu, men mest av allt tycks det som att *det här har jag hört i mina attacker förut*. Ibland triggas det igång av tankar eller av något jag hör, men jag har aldrig hört talas om att hallucinationer skulle fungera på det viset. Vissa dagar går jag omkring som i en annan värld. Bilderna sköljer över mig som ett vattenfall hela dagar ibland, och jag inser att jag måste te mig ganska frånvarande för andra människor. En dag vallar en kompis mig runt på stan och ser till så att jag inte går in i någonting eller blir påkörd. Vid det här tillfället befinner jag mig på annan ort så det är uppenbart att det inte hjälper att byta miljö. Mitt svarta hål följer mig vart jag än går.

Eftersom problemet inte tycks gå över frågar jag till slut en psykiater om det kan vara en psykos eller schizofreni, men hon avfärdar det bestämt. En neurolog tror först på epilepsi, men när de kollar är det inte det heller. Till slut pratar en annan psykiater om "dissociations-episoder", och jag får äntligen någon sorts namn på det som händer mig. Det lugnar mig lite att ingen verkar tro att jag är galen.

31 december 2020

Anfallen – eller episoderna – slutade äntligen helt efter ett par år, och de höll sig borta under en väldigt lång period. Sedan kom de tillbaka i samband med en väldigt stressig situation för ett antal år sedan, fast då i mycket mildare form. Fortfarande vet jag inte vad minnena handlar om. Det är bara ett stort, svart hål där minnena skulle ha varit.

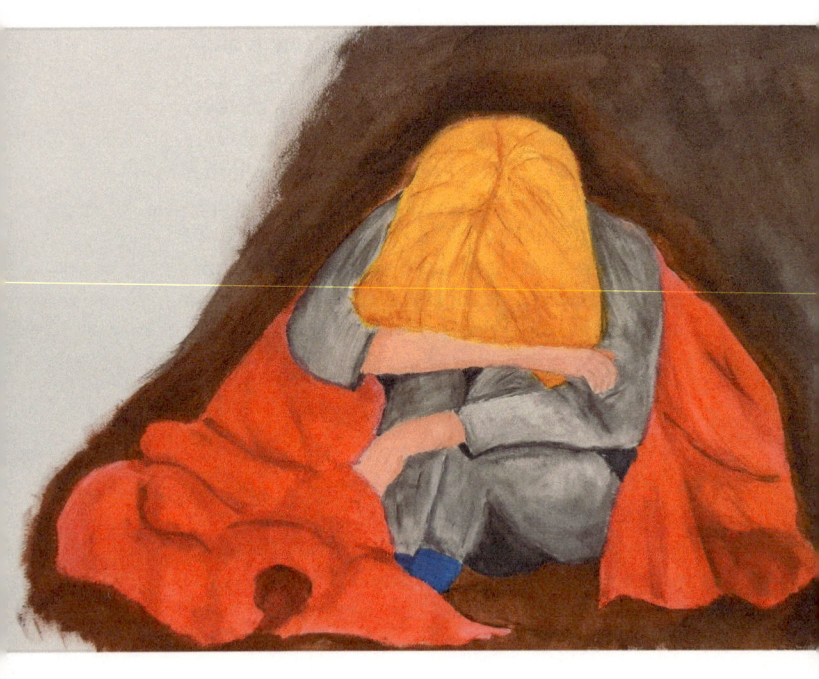

Utmattningen
Joy

Min kropp 10 år senare

Hannis Hae

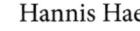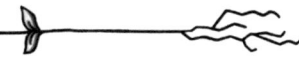

Min kropp den glömmer inte
Min själ vill inte tillhöra min kropp
Mitt hjärta vill leva i nuet
och inte gå i tusen bitar
Min vardag går inte ihop
Mina minnen vill glömma varandra
Mina tankar vill döma varandra
Mina känslor känns för mycket eller för lite
Mina känslor förstår jag mig inte på

Delar av mig är fortfarande kvar där du var
Delar av mig är kvar i det hemska
Delar av mig förstår inte
att mitt liv är annorlunda nu
Delar av mig kvävs fortfarande

Min kropp den glömmer inte
Min kropp den glömmer inte det du gjort
Min kropp är ett slagfält
Min kropp är alltid redo
och har svårt att slappna av
Min kropp minns allt det som jag vill glömma
Min kropp varnar mig
för varje skugga som kan vara du
Min kropp känner äcklet
av ditt maktövertagande
Min kropp hör dig i varje rum jag går in i,
på varje stig och gata jag går på

Min kropp känner skammen av dina handlingar
Min kropp känner lukter som inte kan vara där
Min kropp knyter näven
och vill slå dig sönder och samman
Min kropp väcker mig på natten
för att mardrömmen är för läskig
Min kropp darrar av rädsla
Min kropp gråter tusen och åter tusen tårar,
över det värdefulla som du stal från mig

Min kropp kryper ihop i ett hörn
så att du inte kan se mig
Min kropp påminner mig
om det jag inte kan glömma
Min kropp påminner mig
om vad jag inte får glömma
Min kropp den glömmer inte även om den vill
Min kropp den glömmer inte
fastän allt den vill är att leva i nuet
Min kropp den glömmer inte
fastän den bara vill njuta just här och nu

Förlåt min kropp
Tack min kropp
min vän
min fiende
min framtid
mitt förflutna
mitt nu

Hon med de tomma ögonen

Annika

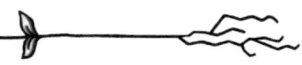

En dag stod hon där framför mig. Hon såg på mig med en tom blick. Jag såg på henne, undrade vem Hon med de tomma ögonen var. Hon befann sig på andra sidan av en spegel, onåbar. Trots det kände jag instinktivt en samhörighet med henne; det kändes som att vi på något sätt hörde ihop. Men hur skulle vi kunna göra det? Vi hade ju aldrig tidigare mötts.

Det var som att vi befann oss i olika världar. Hon stod stilla och ensam på en äng, där det enda som omgav henne var gult, förtorkat gräs. Jag stod på andra sidan, också på en äng, men en äng som var full av liv. Det var som att tiden hade stannat upp och jag var tryggt ovetande om den storm som närmade sig oss båda.

Jag stod där och undrade vem hon var, vad hon varit med om och varför hon stod där ensam på en äng. Och kanske stod hon på andra sidan och undrade vem jag var. Trots det stora avståndet mellan oss kunde jag känna ensamheten, tomheten och kylan som omgav henne. Det var som att hon skrek, ett skrik utan ord, men orden som inte fanns gick ända in i hjärtat på mig. Plötsligt frös jag till och jag insåg att hon var en spegelvänd bild av mig.

Vi stod länge och bara tittade på varandra. Efter ett tag sträckte hon fram sin hand mot mig. Till min förvåning nådde den ända fram och jag tog den i min. Då hände något. Stormen kom och den svepte med oss båda. Den förde oss till en plats som var avsedd för bara oss. Där möttes vi, jag och Hon med de tomma ögonen. Vi hann inte stå där länge förrän jag drabbades av en obeskrivlig smärta. Den fanns inom henne och speglades ut till mig. Smärtan var som ett svart hål som sög in allt liv som fanns i närheten. Inne i det svarta hålet, i Smärtan, väntade Hopplösheten. Hon kallade på mig, viskade förföriskt efter mig. Jag kände en oerhört stark dragning, men trots den stod jag kvar och Smärtan kunde inte dra mig in i sitt mörker.

När Smärtan inte lyckades dra mig in i Hopplösheten vände hon om och försvann. Fram dök istället en virvelvind, hon kallade sig Ilska och som skydd hade hon Avstånd. Hennes uppgift var att skydda Hon med de tomma ögonen. Ilskan tillät ingen att komma nära och gjorde allt för att hålla mig borta. Till skillnad från Hopplösheten kändes hon hotfull och gjorde mig mycket rädd. Men av någon anledning lät jag mig inte avskräckas. Jag tog ett djupt andetag, sedan tog jag ett steg fram mot Ilskan. Till Ilskans förvåning lyckades jag ta mig innanför den osynliga mur hon under så lång tid hade byggt upp. Avstånd hade svikit henne. Det jag fann innanför muren var ett kargt landskap och Ensamheten som kom och mötte upp mig.

Jag drabbades av en stark förtvivlan som, likt en trogen vän, följde i Ensamhetens fotspår.

Hon grep tag i hela mig. Jag blev som fastfrusen i marken och kände mig förlamad. Men efter att jag hade stått där ett tag smög sig Hoppet fram till mig. Hoppet viskade stilla i mitt öra att hon kom med Frihet, den frihet som Hon med de tomma ögonen så desperat behövde. Hon med de tomma ögonen var på väg åt ett farligt håll, hon var på väg mot förödelse och död. Hoppet gav mig mod att möta Ensamheten, och Förtvivlan förlorade sitt grepp om mig. Jag tog då ett kliv fram, såg på Ensamheten och bjöd henne till mig.

Jag vet än idag inte hur det gick till, men Hon med de tomma ögonen och jag blev Vi. Från den dagen vandrar vi tillsammans.

Vi har vandrat tillsammans länge nu. Vi hör ihop, men ändå inte. Jag förstår nu att hon var fast i en annan tid. Hon kom från en värld där hotet och faran alltid fanns nära. Jag har länge levt i en värld och i en tid som är verklig, som pågår och som är trygg. Jag förstår nu varför hon fastnade i den andra tiden. Jag förstår nu varför hon var så ensam och varför hon är så rädd. Hon tvingades att välja en värld av ensamhet eftersom det fanns människor som gjorde henne illa.

Jag försöker att trösta och hjälpa henne att anpassa sig till den värld hon lever i nu. Ibland gör hon mig ledsen. Inte för att hon är den hon är, utan för att jag vet vad hon har varit med om. Men jag är också glad att hon har vågat att komma till mig, där hon hör hemma. Förtvivlan,

Hopplösheten och Smärtan kommer att vara hennes följeslagare, men de kommer att möta Trösten, Hoppet och Förtröstan som är mina följeslagare. Förtröstans frukt är Tillit och Tillit finns där för Förtvivlan. Då vågar Förtvivlan vända sig till Hoppet och då viker Smärtan och Avstånd förlorar sin kraft. Trösten kommer att finnas som en varm filt som sveper om Hon med de tomma ögonen som då kommer att släppa taget om sin värld, den värld som en gång var hennes skydd.

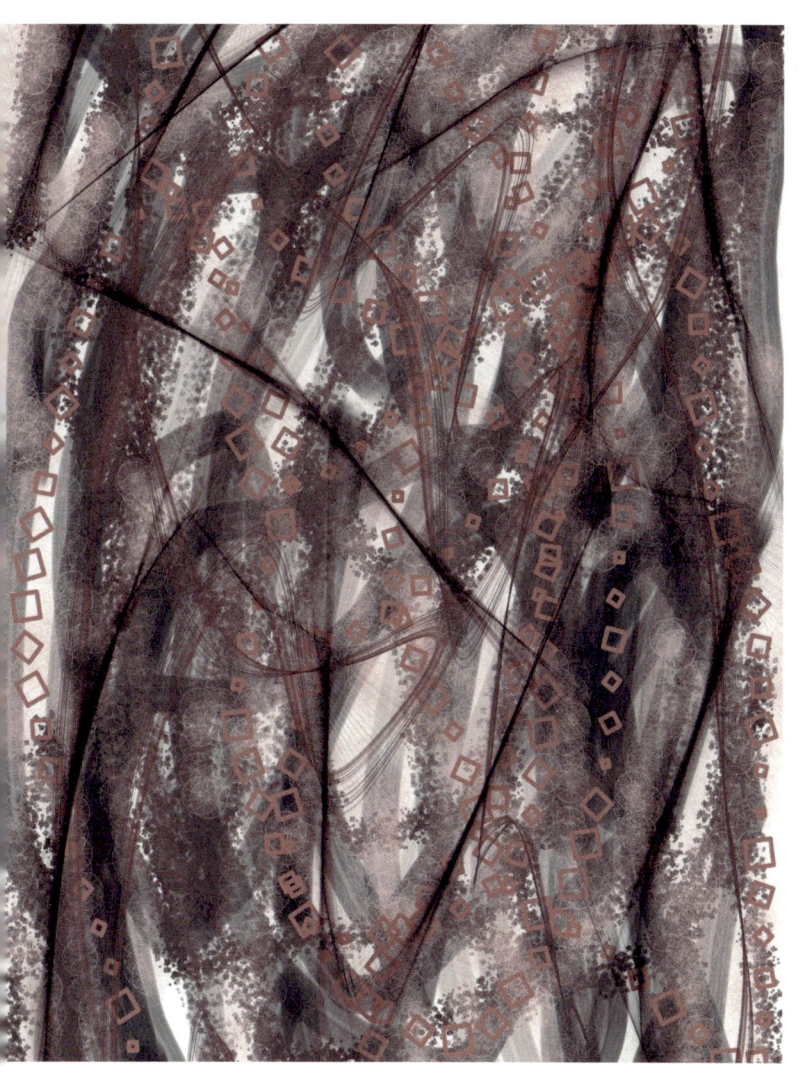

Dissociation
Sofia Risman

Spegelbilden

Hannis Hae

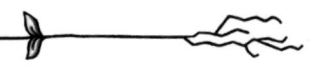

Jag är kissnödig
Jag går in på toaletten
sätter mig ned och kissar
Jag är vagt medveten om att min hand
drar av en bit papper från rullen
att den sedan tillsammans med
den andra handen drar upp mina byxor
Mina händer befinner sig under kranen
när jag ser mig själv i spegeln
En inre explosion
som får mig att darra sker inom mig
Den som tittar tillbaka på mig i spegeln
kan bara inte vara jag
den jag känner mig som ser inte ut sådär
Hur har det här gått till?
Det känns som en saga eller science fiction
jag darrar ännu mer
över det omöjliga i det jag ser
Min kropp kan inte längre hålla sig upprätt
och jag rinner ned till golvet
benen och armarna turas om att darra
jag känner tomheten ta över min blick,
när den förvirrat borrar sig in i skruven
som håller fast toaletten vid golvet
Jag finns inte längre jag är bara en sargad kropp,
darrande på golvet
en del av golvet
det enda som känns verkligt är det kalla kaklet
under mig

Dimension

Sofia Risman

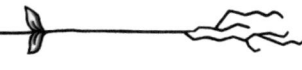

Jag är det oändliga kraftfältet
och ändå mellanrummet
mellan ingenting och allting.
Jag är det högsta medvetandet
och tomrummet mellan kvantsprången.
Jag är här, men ändå alltid där.
Jag är bortom tidens boja
och rummets tvångströja.
Jag är mellanrummet mellan allt som inte finns
och allt som någonsin funnits.

Den ljusrosa fluffiga tröjan

 Joy

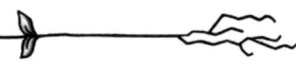

Jag går längs den svagt upplysta gatan. Butikernas skyltfönster kastar ett gult ljus på marken och musik ljuder från de självöppnande dörrarna. Jag styr mot en klädbutik och kliver in, musiken spelar på en behaglig ljudnivå och de olika silvriga ställen med kläder glittrar när någon snurrar på dem. Jag går fram till det första stället och börjar titta på topparna i gult och grått. Plötsligt börjar stället snurra, jag tittar åt vänster och ser en ung kvinna med kort tröja, magen med den blänkande navelpiercingen är fruktansvärt platt. Jag känner mig genast tjock och äcklig, jag som inte passar i korta toppar som visar magen. Inte för att jag har ont av att andra är tjocka, de får se ut som de gör... men min kropp är äcklig hur jag än ser ut. Min kropp är äcklig efter år av sexuellt våld, sexuellt utnyttjande och våldtäkter. Min kropp kommer aldrig vara min igen.

Den unga kvinnan i kort topp verkar ha hittat något som intresserade henne, för stället slutar snurra. Jag har nu en ljusrosa fluffig tröja framför mig, inte direkt min färg tänker jag. Men det är MIN färg, säger en bestämd yngre röst inom mig. Nej, säger jag bestämt och högt. Jag får impulsen att kasta mig på backen för att skrika mig till den ljusrosa fluffiga tröjan. Det tar all min kraft att hålla borta den bestämda lilla rösten och impulsen att skrika mig till tröjan. Inte här och nu vännen, säger jag återigen högt. Den unga kvinnan med kort topp tittar på mig med en "du är ju knäpp"-blick, sen tar hon med sig en av de gula topparna och går vidare i butiken.

Den rosa toppen framför mig blir suddig, jag tittar upp och försöker fokusera på andra delar av butiken, jag blinkar och synen kommer tillbaka för en kort stund och återgår sen till suddig. Ljudnivån i mina öron höjs samtidigt som ljuden hörs som avlägsna ekon. Jag skakar på huvudet och försöker fokusera. Backar ut ur butiken och kämpar mot impulsen att hålla för öronen. Väl ute i den kalla luften skakar jag på huvudet för att försöka fokusera min suddiga blick. Någon skrattar högt en bit bort på gatan och ett barn skriker högt i sin barnvagn. Ljuden är olidligt höga, som om någon stod och skrek rakt in i mitt öra.

Fokus, säger jag högt till mig själv. Jag hittar en bänk och sätter mig. Lägger väskan bredvid mig och lutar ansiktet mot mina händer. Jag trycker händerna hårt mot ögonen tills svarta och vita prickar uppstår. Jag andas snabbt och ytligt, allt snurrar och gungar.

Hon hoppar eller snarare studsar upp från bänken och rycker åt sig väskan. Det barnsliga leendet sprider sig över ansiktet när hon studs-hoppar mot affären igen. Den ljusrosa fluffiga tröjan hägrar. Den, den ska jag ha, säger hon melodiskt.

Jag vaknar på morgonen och sträcker på mig. Ljuset från fönstret gör att jag blir pigg och alert. Äntligen lite sol efter över en vecka med regn och gråväder. När jag sätter mig upp faller min blick på någonting rosa och fluffigt. Jag tar mig för pannan och suckar tungt. Jaha, så har jag köpt en ljusrosa fluffig tröja. Vad i hela friden ska jag med en rosa flufftröja till? Jäkla Judith som alltid ska ha sin vilja igenom. Jag kliver ur sängen och tar på mig kläder, dock inte den rosa fluffiga tröjan.

I köket lyser morgonsolen över köksbordet, det ser inbjudande ut. Kaffemaskinen skramlar medan kaffet bryggs. Jag sätter mig vid bordet och läppjar på kaffet. Det är lite för varmt för att bara drickas. En flash drar snabbt förbi, jag stelnar till. Inte nu! Aldrig, jag vill inte se det. Men min vädjan till min egen hjärna fungerar inte då jag tappar synen och en morbid scen spelas upp.

Han kastar ner flickan på den brunröda soffan, den lilla flickan landar naken liggandes på mage. Han kommer efter och sätter sig, även han naken, gränsle över henne. Hon blundar, han placerar sig i position, trycker ner flickans överkropp. Flickan vädjar men mannen bara väser att hon ska hålla käften innan han våldtar henne. Scenen hackar och orden "håll käften och ligg still" ekar i mitt huvud. Jag anstränger mig till max för att se kaffekoppen på köksbordet. Den är långt borta i slutet av den svarta tunneln. Jag fokuserar och långsamt försvinner den svarta tunneln och kaffekoppen framträder.

Den varma ångan från kaffet snirklar sig i olika rökpelare. Jag torkar bort tårarna som runnit längs min kind, reser mig från stolen och går med snabba steg tillbaka in mot sovrummet. Jag behöver mitt tyngdtäcke för att lugna min kropp och min själ. Hela kroppen är på helspänn och jag tittar mig runt letandes efter honom. Men såklart att han inte är där. Jag suckar djupt och drar täcket över mig. Ryggen känns orolig och som om den värker, gör ont. Väl under täcket knäcker jag på nacken och rullar in mig så tätt jag kan. Tyngden gör att jag lugnar mig något. Jag försöker andas lugnt. Min blick fastnar på sänglampan, världen runt mig suddas ut...

Huvudet känns som bomull och lampan blir suddig. Blicken stirrar på en punkt i tomheten. Stirrar och stirrar. Tiden försvinner, en timme, en och en halv timme. Men för mig står tiden stilla. Tickandet från klockan i köket känns som spjut rakt in i hjärnan. Till slut blir lampan mindre suddig och jag blundar, slappnar av och somnar.

Jag vaknar frampå förmiddagen. Känner mig mosig i huvudet och trött. Jag blir alltid trött vid kraftiga dissociationer. Jag tar på mig min jacka och går ut på promenad för att rensa huvudet. Jag drar ett djupt andetag och känner hur jag piggnar till.

Kommande uppslag:
Förtvinad
Rönn Ribohn

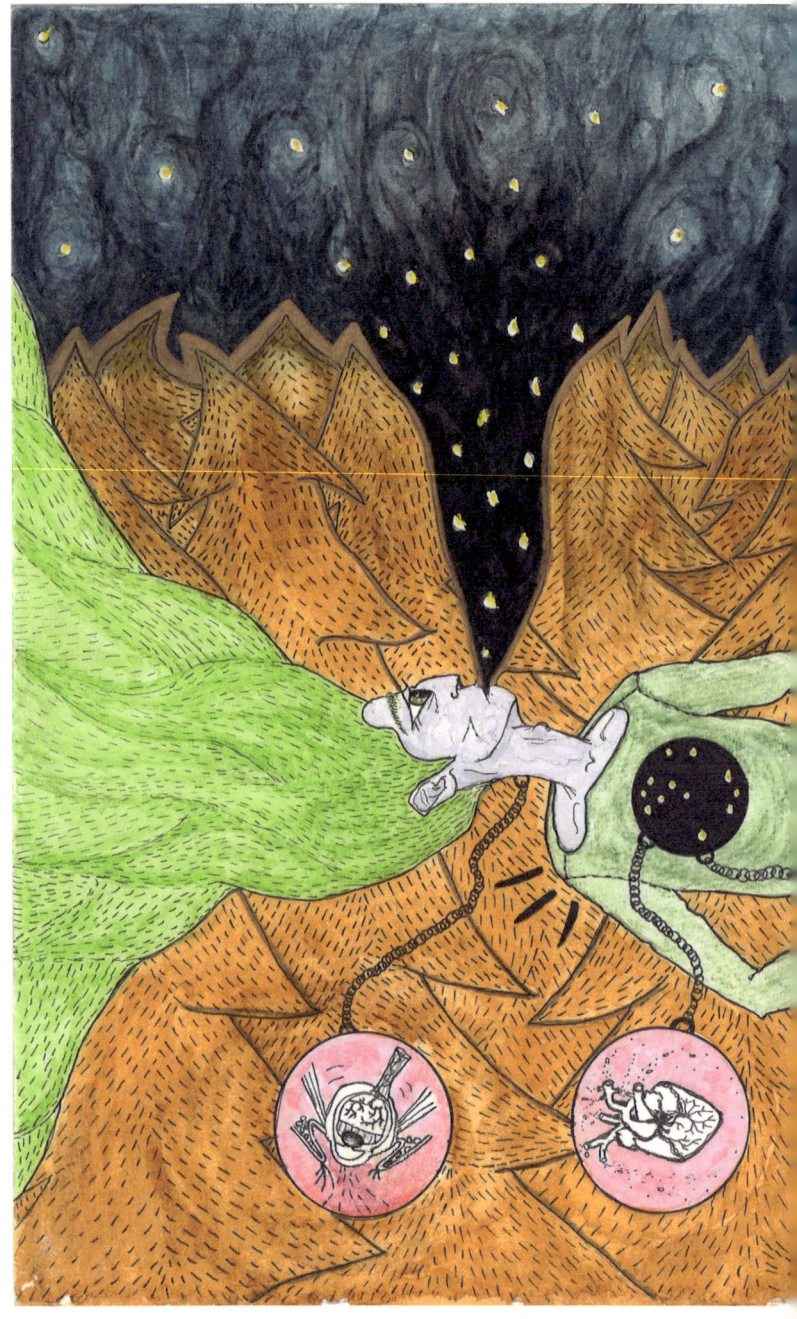

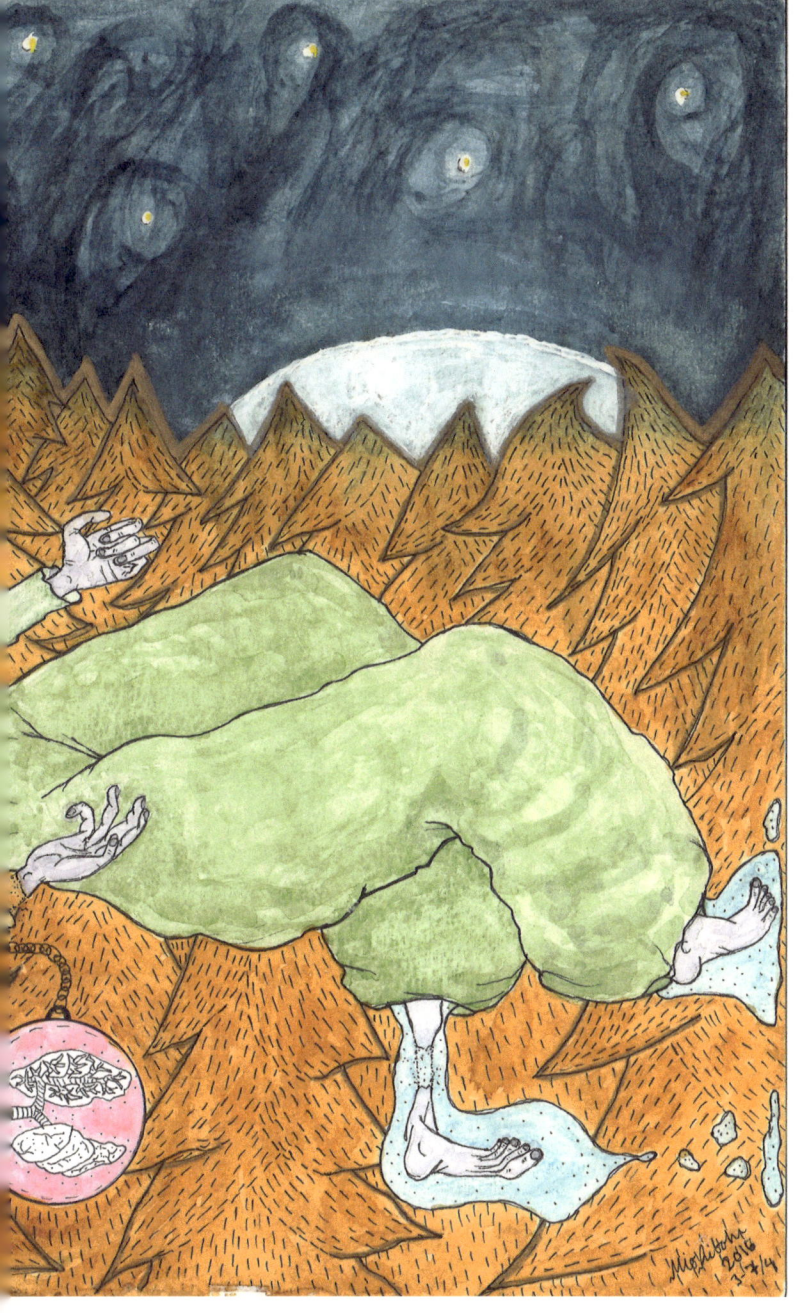

Fastfrusen

Hannis Hae

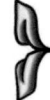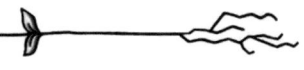

Jag sitter fast i ett mörkt svart hål
Jag vet inte vad som är upp och vad som är ned
Jag är vilsen
Jag har ingen kropp
Jag hittar en spillra av den jag kan vara
Jag är kall och fastfrusen
Jag öppnar ena ögat
stänger det snabbt igen
det är för jobbigt det jag ser

Okej! tänker jag för mig själv
Öppna ett öga igen en sekund
Jag öppnar högra ögat, jag stänger det
Jag öppnar ögat igen och stänger det igen
tredje gången jag öppnar ögat kan jag hålla det
öppet utan att stänga det
Efter en stund kan jag öppna det vänstra ögat
min blick står still

Okej! tänker jag för mig själv
Nästa steg blir att röra på blicken
Jag väljer ut tre punkter i rummet
en knapp i min skjorta
handtaget på fönstret
och en fläck i taket
Jag flyttar blicken mellan dessa tre
tills det släpper
och jag kan röra blicken obehindrat

Okej! tänker jag för mig själv
Då är det dags att andas
Det känns omöjligt
jag koncentrerar mig på
att inte andas för stora andetag
för det skulle bli för jobbigt
Jag andas in i fyra stötar
sen håller jag andan
andas ut i fyra stötar
och håller andan ute
innan jag börjar om igen
ända tills andetagen djupnar

Okej! tänker jag för mig själv
Då är det bara resten av kroppen kvar
Jag känner efter var det känns lättast att börja
Vänstra handen
Jag börjar med lillfingret
det rör sig
som en spasm
jag rör det igen
och igen
och igen
Spasmen utvecklas till någon typ av vågrörelser
Jag börjar göra samma sak med ringfingret
sen de andra fingrarna
och till sist tummen
Min hand är nu rörlig
medan resten av min kropp
fortfarande är fastfrusen
Successivt sprider sig rörligheten
genom kroppen
upp genom armen över axlarna

ned genom andra armen
via handen till låren ned till foten
över till andra foten
upp genom benen och låren till höften
Nu har jag till sist tinat upp

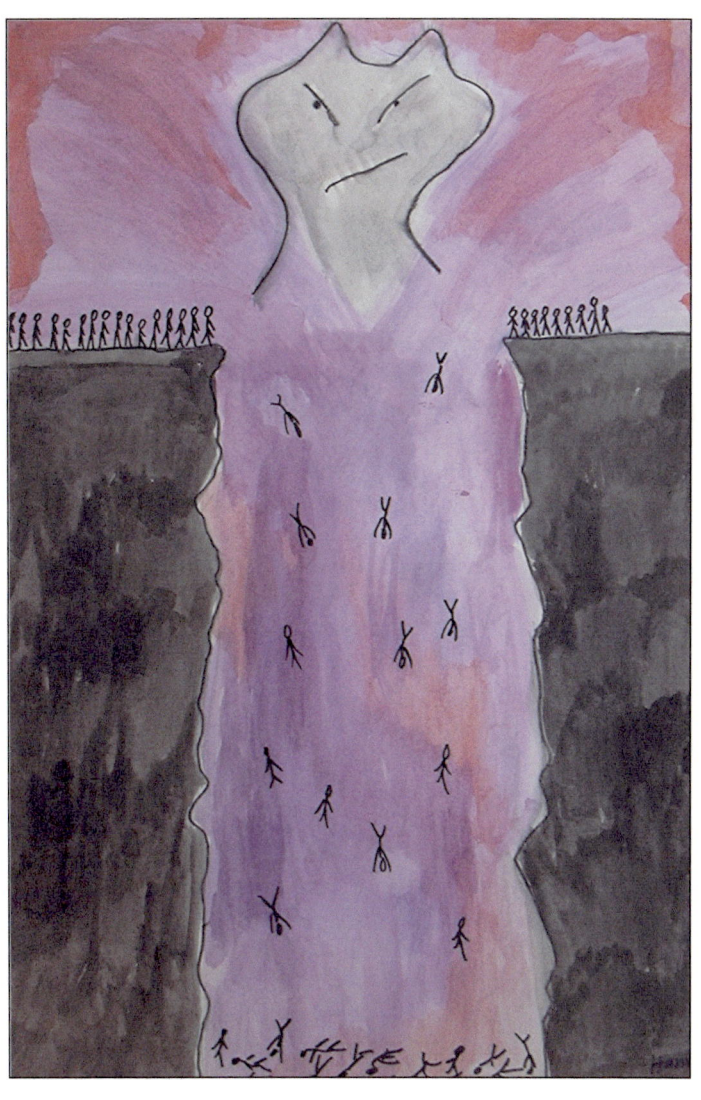

Maktlös
Hanna Brorson

När hjärtat stannar

Sam

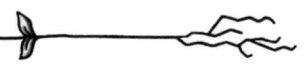

Jag har färdats genom eld för att mamma och pappa är farliga. Lågorna har nästan slukat mig levande. För att inte brinna upp fick jag återfödas i ett hav av ovisshet. En manet i bräckt vatten. Hårda människofingrar trängde in i mitt kött. Händerna kramade min kropp till strimlor och jag rann ner i en röd plasthink. Här skvalpar jag nu i ojämna och hackiga gelébitar.

Jag vaknar ur djupet och når ytan med värkande lungor. Handen som tänder sänglampan borde vara min men jag är inte helt säker. Det finns inget jag är säker på. Det var ett skirt blad som föll från en krukväxt med ett knappt hörbart rassel. Min kropp hörde det bättre än den skulle höra brandvarnaren. Jag är stel av skräck och minns rädslan från förr. Om jag nu finns. Om det jag minns kan ha hänt. Jag gör mitt bästa för att orientera mig.

Det stressar mig inte särskilt om internet och kungahuset är illusioner. Det är min historia som får mig att tappa fotfästet. Jag har minnen av mitt liv, men som vissa är noga med att påpeka är minnet inte tillförlitligt. Kan jag ha fått helt fel berättelse till mig?

Jag har lärt känna alla mina argument genom åren. Förutom mitt minne finns ett pass, två betygsdokument, några brev och ett dussin fotografier. Jag kan stirra mig blind på skärmen med sökträffar kring mitt förflutna. Otaliga gånger har jag gnagt mig ner till skinn och ben utan att komma närmare ett svar. Förr eller senare tvingar kroppen mig att tro på något. Det brukar vara att jag blir olidligt törstig eller kissnödig. Jag har lärt mig att oavsett om jag finns eller inte är det bekvämare att lyssna på kroppens signaler. Jag försöker minnas det medan jag omsorgsfullt bäddar in mig i mjuka täcken för att vänta på solen.

När dagen kommer är nattens osäkerhet och tvivel kvar. Det handlar inte bara om min dåtid utan också om livet här. Jag gör mitt bästa för att följa vad som står i kalendern. Det känns som att jag tagit över någon annans liv när jag cyklar på guppiga vägar till massören. Jag tänker på händer som gjort illa men när jag får massage är det inte alls så. Massörens händer är varma och det luktar kanelbullar där hon rör mig. Overkligheten gräddas och lyfts ut på plåt, där inunder finns jag. Förvånat märker jag då att mina händer och ben är bortdomnade. Det är så kallt på baksidan av överarmarna.

När huden berörs öppnas ett museum till min barndoms hall. Det första jag ser när jag kliver in är vantkorgarna till oss barn, uppsatta efter ålder med färgglada bokstäver på. Våra föräldrars mössor och vantar ligger på den höga hatthyllan. På tvinnade ståltrådskrokar hänger grå oljerockar, rena stadsjackor och tjocka overaller. Kläder som inte hör till årstiden är undanstuvade i garderober och under trappen bor skitiga arbetskläder. Allt på sin plats. Händerna minns strävheten i den långa hallmattan. Den är som vanligt noggrant dammsugen och trägolvet knarrar snällt därunder. Den lilla byrån niger mot mig med sina snidade ben. I byrålådorna med glimmande mässingskläppar ligger nerbäddade extravantar. Min hand vilar på ytterdörrens sammetslena järnhandtag. Lillfingret följer de svala järnkrusidullerna och håligheterna. Pappa brukar skämta om att det är bättre att lämna öppet åt inbrottstjuvar, istället för att någon förstör den anrika dörren. Nyckeln sitter alltid i nyckelhålet och i teorin kan vem som helst kliva in och ut ur huset. Alla utom min käraste vän katten, han kan inte få upp dörren när låset är omvridet.

Jag känner hemkänslan att komma in efter långa dagar ute. Hur magen ropar i hallen om det luktar mat. När det väntas besök bakar mamma sockerkaka. Inträngd bredvid ytterdörren balanserar en skör korghylla som går ända upp till taket. Alla i familjen har efter längd blivit tilldelad var sitt hyllplan för sina tjocktröjor. Under den flätade ranka hyllan bor diverse snabbskor, redo att rycka ut för små ärenden på gården. Bredvid dörrposten är en avmagrad tumstocksbit fastskruvad, tunn nog att ta sig bakom hyllan för att slå på ytterbelysningen.

Där jag står vid ytterdörren hör jag den sprakande gjutjärnskaminen. Den står upprätt med blänkande svarta knappar precis där hallmattan slutar. På magen sitter strecken med gradbeteckning, högsta befattning. Jag brukar drömma om att krypa in i dens famn för värme. Jag ligger ofta böjd som en katt runt den och läser, så nära jag bara vågar. När jag ligger vid kaminen är jag i vägen för alla i huset, de frustar och suckar när de måste kliva över mig. Jag försöker parera deras fötter.

Från ytterdörren är det några meter till mina föräldrar. De står bredvid kaminen med solstrålar i ryggen, deras ansikten ser omtänksamma ut. De undrar om jag packat dagens läxböcker och kommit ihåg gympapåsen. De vill krama mig hejdå innan jag ger mig av mot skolbussen. Jag känner en stark kyla på baksidan av armarna. Jag ler mot mina föräldrar och ser vinden svepa runt i den sovande trädgården.

Det är decennier senare och kylan stegras hos massören. Den skenar smärtsamt upp och ner över armarna. Till slut sliter den sig fri och far ner genom armhålorna mot magens inre. Jag försöker förstå vad det är som händer. Då stannar hjärtat.

– Borde det inte göra ont?

– Om hjärtat stannar borde andningen kollapsa!

Jag funderar högt inne i huvudet om varför jag inte förlorar medvetandet.

– Stackars massören med hjärtstopp på britsen!

– Hur kan allt bara fortsätta när hjärtat har stannat?

– Kanske har ändå inte hjärtat stannat?
– Varför skulle hjärtat ha stannat?

Bröstkorgen kränger, som om den helt plötsligt var gjord av lera och inte stål. Revbenen är på väg att rinna bort och lämna kvar ett uppslitet bröstben med nyckelben som dinglar. Massörens lyhörda händer lugnar och regntunga moln håller bröstkorgen på plats. Allting tystnar för en stund medan jag vaggas i det rofyllda rummet. Då tittar den allra minsta lilla husmus fram bakom skuldran. Den säger försiktigt det jag aldrig någonsin känt tidigare.
– Jag skulle vilja att någon älskade mig!
Jag kortsluts och faller ner i sömn, utmattad och lurad på allt. När jag vaknar är bröstkorgen utbucklad. Jag öppnar ögonen och undrar hur andra vet vad som är sant. Tänk att kunna lita på sin verklighet, kanske aldrig någonsin behövt tvivla.

Efter massagen börjar jag förstå hur kroppen reser ragg vid minsta signal om närhet. I största hemlighet har kylan skyddat mig från det farliga. Närheten till människor gör mig elektrisk och hjärtat slår för fort. Jag kallsvettas och tröjan klibbar mot magen. Det larmar genom kroppen att söka skyddsrum även om jag utåt pratar och skrattar. Så fort jag är ensam hemma river jag av mig mina blöta kläder och låter varmt vatten lugna mig. Jag är rädd att jag kanske spolas ner i avloppet. Med torra kläder vandrar jag fram och tillbaka på golvet. Jag vill fly ifrån mig själv men får trösta mig med mjukt tyg mot huden.

Till min glada förvåning märker jag att vänskap trotsat det bistra klimatet och ändå slagit rot. Sköra skott reser sig med kraft och jag ber att frosten inte ska ta dem. När natten blir ljum oroar jag mig istället för torka och översvämning, sjukdomar och skadeangrepp. I en koja byggd av ivriga störbönor får jag testa mig fram. Mot jorden, under alla bladverk och strån, växer pupiller som ser färg och nyanser. I alla år har solen väckt mig till liv men jag tror att det är dags nu, att tillhöra människorna. Blunda och väckas av människomyrstacken, mitt nya hem.

Fiender i den våta tvångströjan

Sofia Risman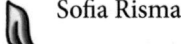

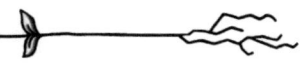

Fienderna limmas fast
av vätan i tyget.
Vi bär alltid varandra
i våra sinnen
i våra minnen
i våra kroppar.
Utanför oss finns
vit
steril tomhet.
Inuti tämjs änglavingarna
av rosengårdens
vassa taggtråd.

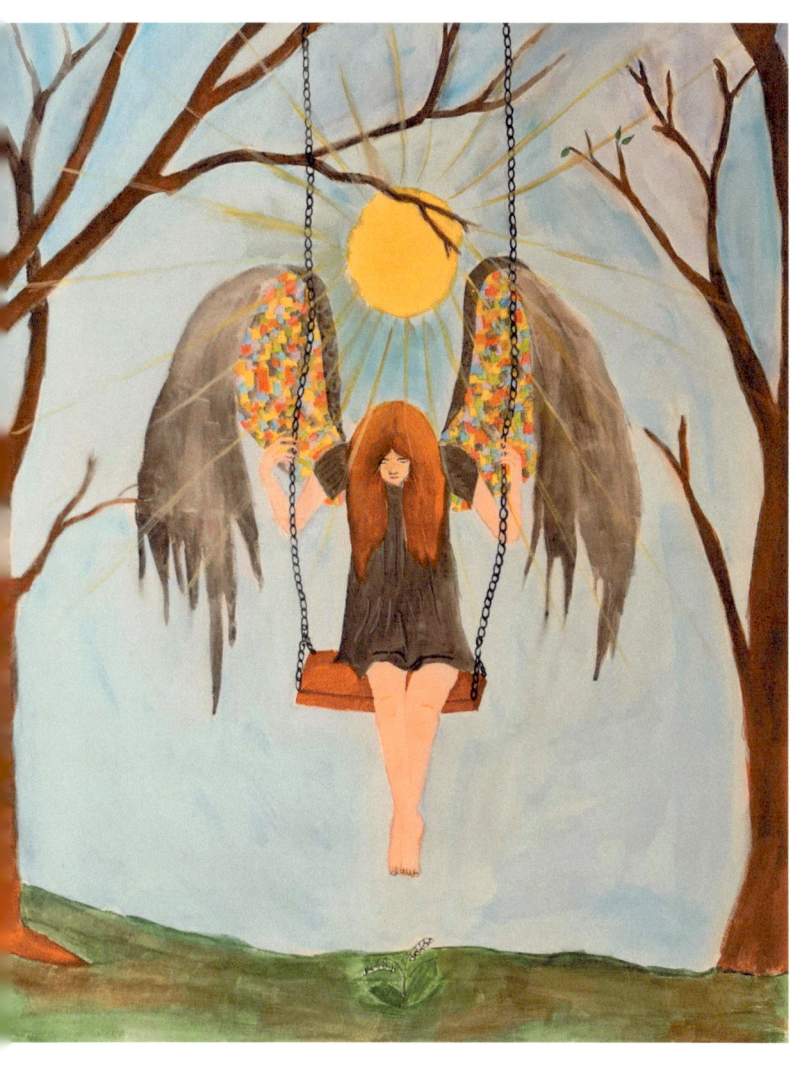

Hoppfull ängel
Joy

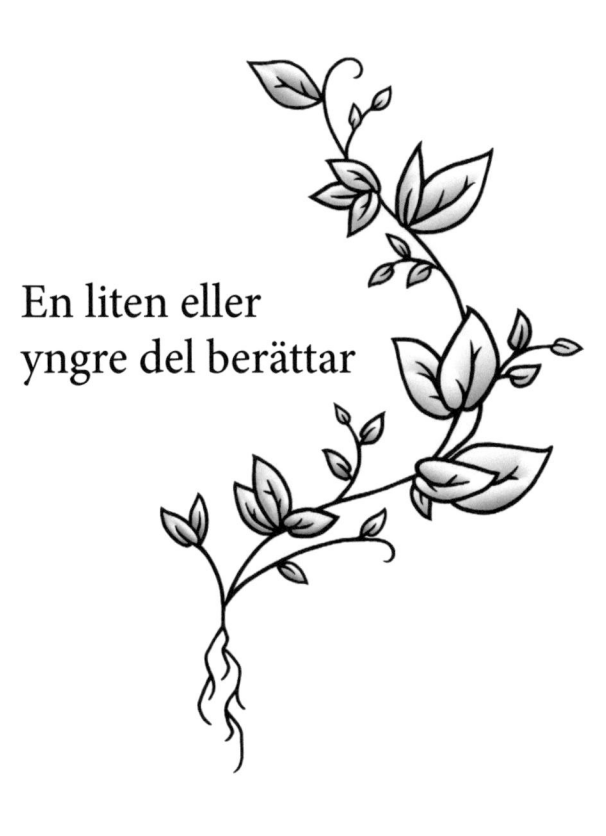

En liten eller
yngre del berättar

En filur har ordet

Julia

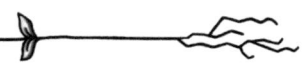

Jag finns också brukar jag tänka. Jag blir aldrig lyssnad på, jag ska vara hemlig, för om andra vet att jag finns så vet andra att vi är konstiga och fel och inte som dom. Jag blir arg ganska ofta på min vuxna när hon inte lyssnar på mig fast vi ska vara kompisar. Men jag får inte synas och ska vara gömd, ska vara hemlighet. Vi ska låtsas som vi inte finns så allt är normalt, normalt NORMALT, normal normal, var normal!!!! som dom som dom, var som dom var som dom och dom som aldrig var med om sånt här. Tyst. Sitta stilla i båten, inte visa sig.

Men dom säger att det är tryggt nu, varför får jag inte finnas och synas nu då? Jag fattar inte liksom, det är samma som alltid. Kanske får jag aldrig finnas. Enda gången som jag faktiskt lyssnas på är när jag blir så rädd för mörkret att vuxna också blir rädd. Då måste hon hämta min nalle, då måste hon faktiskt göra tryggt för sig själv också. Men hon gör ofta inte saker för mig.

Ibland när vi är i affärn så vill jag kanske ha nån rolig tidning eller nån leksak men vuxna tar inte dom för hon säger "Det kan vi inte för vad ska andra tro? Då tror dom dumma saker om oss så det går inte. Vi ska vara bara vuxna och normala nu".

Jag vill också få plats! Jag har faktiskt gjort, klarat och varit modigare än vuxna, ändå får jag inte. Jag ska bara vara tyst och så har andra vuxna lurat oss när dom visste att jag också fanns inuti vuxna. Då lurade dom mig och skadade min vuxna med.

Jag fick inte ha leksaker då, jag får inte ha nu heller. Fast vuxna låter mina gosedjur och leksaker vara utspridda där vi bor fast hon låtsas och säger till andra att det är dekoration. Men hon ljuger, det är inte så och det vet hon. Dom finns hemma hos oss för att jag vill ha dom.

Jag vill hitta på saker ofta, men vuxnas kropp är sönder för allt vi varit med om så hon har ont i knäna. Så då kan vi inte det. Ibland hittar vi på saker och åker på resa till staden eller så. Fast då kan jag bli rädd och då får vi magknip och vill inte vara där andra finns. Jobbigt tycker jag. För jag tycker det är roligt men är rädd också.

Jag vill bara få vara där jag inte är rädd. Fast nu finns nån som vuxna är med som är snäll som hon är med och då kan jag få känna mig som inte rädd mera. För hon är snäll, trygg och jag får också finnas för henne. Det blir jag glad för.

Nästa sommar hoppas jag att vi kan hitta på något roligt, jag vill gärna bada i baddräkt och äta glass och kanske åka karusell. Fast vuxna vill inte det för hon mår illa då.

Jag vill i alla fall faktiskt säga något, nu när jag får skriva och vara med i boken och många lyssnar och läser:

Jag finns och vill också få finnas. Fast vuxna är i vuxenkropp vill jag också få finnas och inte vara gömd och hemlighet. Det var aldrig fel på mig, men många vuxna är dumma och lämnar mig och min vuxna när dom förstår att vi inte är som dom. Vi ville aldrig ont, vi ville bara få vara med och inte ensamma.

Jag heter Julia, jag är 9 år.

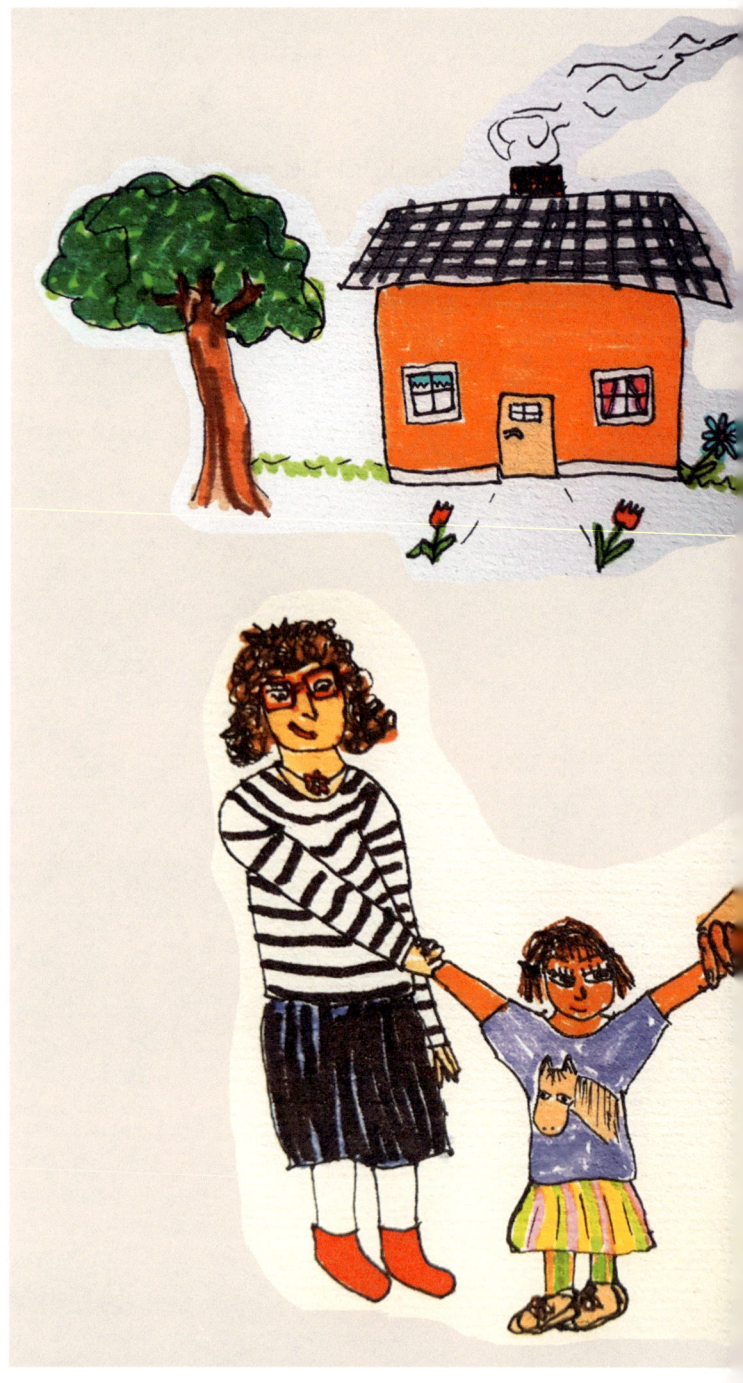

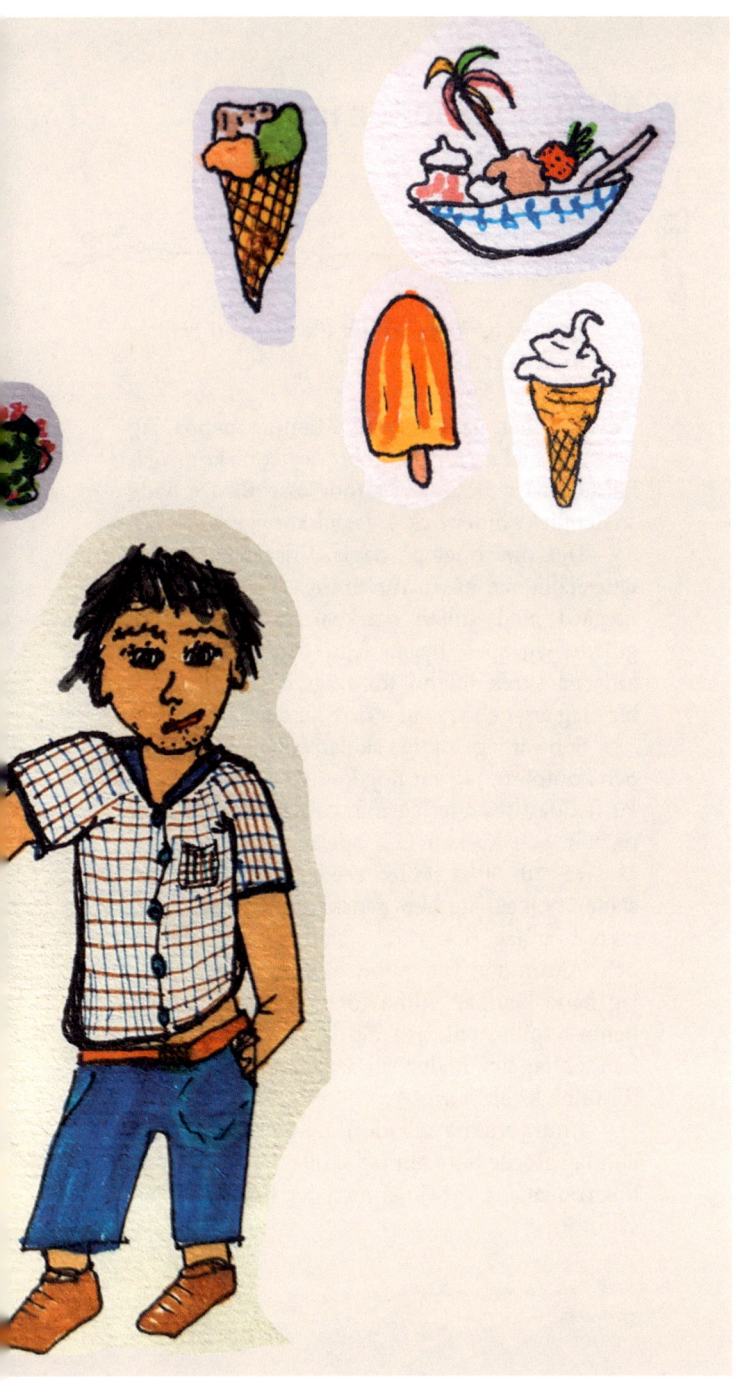

Ibland försöker jag bestämma

ek
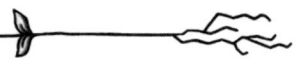

En yngre del berättar och får lite hjälp att berätta om hur det var då

Vi var en helt vanlig familj. Mamma, pappa, jag och två snälla stora storebröder som kom och hälsade på och som vi kunde åka till. De hade snälla flickvänner också. Jag älskar glass.

Det var roligt på dagis. Vissa fröknar var jättesnälla och några var stränga. Jag gillade vår utegård med kullen och balansstaketet. Inne gillade jag spel, bygga lego och pyssel, men killarna skrek ibland för högt i lekhallen. Då blev jag arg och jag var större än dem.

Sen var jag duktig i skolan och hade bästisar och kompisar. Jag var nog kompis med de flesta. På fritiden testade jag många sporter och gick på kör och kyrkan och spelade flöjt. Jag fick åka iväg till olika ställen med laget och musikskolan och så. Jag blev ganska duktig. Inte bäst, men bra. Jag fick vara i stallet också. Vilma och Alexander var mina älsklingshästar. När jag hade klappat Vilma första gången, länge i hennes spilta, ville jag aldrig mer tvätta mina händer. Jag fick hjälpa till där men fick inte rida för mina föräldrar.

Andra vuxna gillade mig. Det var ganska lätt. Jag gjorde bara allt jag skulle. Jag skrev dagbok från att jag var sju år men den första har försvunnit.

Äldre del hjälper till: En yngre vill berätta lite om saker som hen inte helt har ord för så jag hjälper till.

Då, när jag var liten, tydde jag mig till en del vuxna kvinnor och önskade att de skulle ta hand om mig. Det kunde vara en kompis mamma eller en tränare eller en fröken. De snälla. Jag visste inte varför men jag tror jag behövde dem. Innerst inne önskade jag nog att jag kunde få hjälp men visste inte med vad.

Alla pratade alltid om mig och med mig som om jag bara var "stor och stark" men jag längtade efter att vara liten och att bli ompysslad. Jag skadade mig med flit och tänkte att jag "spelade" ensam och ledsen för att någon kanske skulle ta hand om mig då. Jag tror det var mest mellan att jag var 10 och 16 år.

Om hur det är nu. Att vara liten inuti.

Nu skulle det vara skönt om kroppen stämde med mig ibland. Jag skulle vilja vara på dagis ibland. Det är för svårt att alltid vara med andra som pratar om vuxna saker och tycker att jag måste vara vuxen. Det är också jättejobbigt att vara ensam för några andra delar bestämmer hemska saker. Jag vågar egentligen inte finnas då. Det kan bli jobbigt och rörigt, när jag bara gömmer mig. Det är ganska svårt.

Viktigast nu är nog att det finns någon eller några som vågar låta mig finnas och så. Tar hand om mig. Det behövs fler än bara E för hon är inte tillräckligt trygg och snäll för mig. Det är så olika och ibland får jag verkligen inte finnas alls.

Jag tror många inuti är arga och hatar mig för att de tycker att jag inte förstår och inte vill göra vissa saker som de vill och måste. Jag säger inte emot men de märker ibland ändå att jag inte vill. Ibland försöker jag bestämma men det brukar inte fungera så länge. Jag skulle vilja ha andra vuxna som hjälper mig men det är jättesvårt att få när kroppen är vuxen och stora delar tar över och låtsas att vi klarar allt själva fast sen är de dumma när inte andra ser. Jättedumma.

Jag vet inte vad jag ska göra när någon säger att vi måste gå i terapi och bearbeta det som hänt för det kanske inte har hänt. Jag vet inte. Men jag finns.

Min verklighet

Hannis Hae

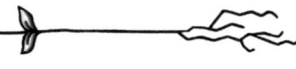

Världen är farlig
den är jättefarlig
bäst att gömma sig
bäst att inte synas
bäst att inte höras
bäst att inte finnas

De vuxna är arga
det är mitt fel
De vuxna är ledsna
det är mitt fel
De vuxna är rädda
det är mitt fel
De vuxna är skamsna
det är mitt fel
De vuxna är osams
det är mitt fel

Jag spillde ut min mjölk
det är mitt fel
Jag missade bussen
det är mitt fel
Jag förstod inte hur fjärrkontrollen fungerade
det är mitt fel
Jag såg pappas anteckningar som låg framme
det är mitt fel
Jag ramlade
det är mitt fel

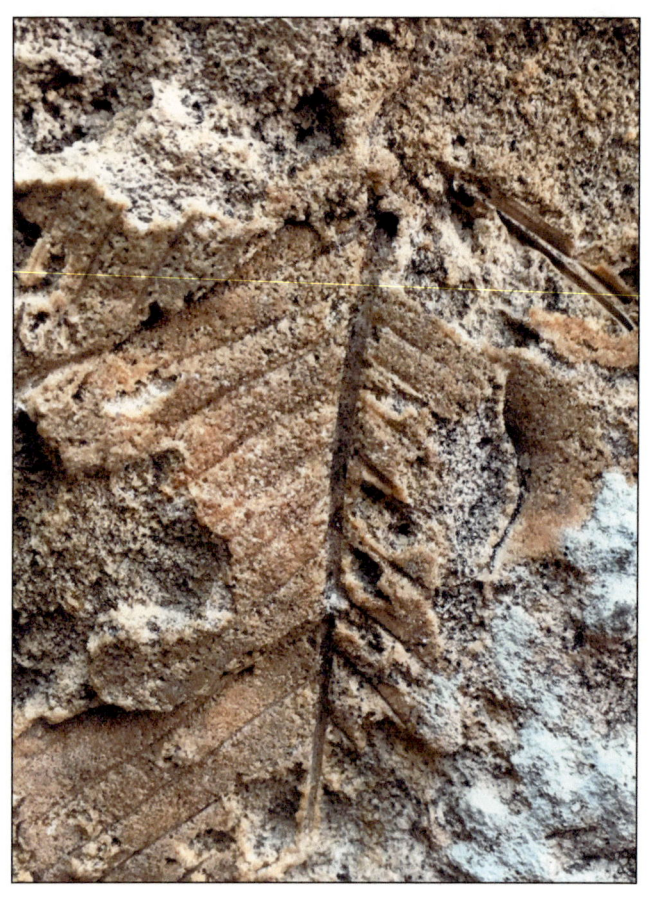

Avtryck
Lena Posselwhite

Förut var jag så rädd

Liten jag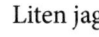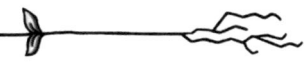

Oftast är det de andra i oss (Stora och Arga) som säger hur saker är. Det blir mest deras ord om vem jag är eller vad jag vill. Men nu ska jag berätta själv. Stora har lovat att jag ska få bestämma hur den här texten ska bli, fast det är hon som skriver på datorn. Hon har lovat att skriva precis som jag säger.

Ibland blir jag ledsen. Jag kan tänka att det var bättre innan, för några år sedan när jag lekte i min egen värld och det var mer uppdelat. Men så minns jag hur mycket den Arga bråkade med mig, skrek åt mig och hur hon skrämde mig. Ofta hjälpte Stora mig då. Men ibland blev hon också trött på mig och orkade inte hon heller. Så på vissa sätt är det ändå lättare nu, för den Arga är inte lika arg och bråkar inte riktigt lika mycket. Och den Stora är inte riktigt lika trött.

Men det händer andra saker nu som är jobbiga. För de hemska sakerna som hänt, de som hon den Arga skulle ta hand om och hålla hemliga, har börja komma fram. Den Arga berättar om dem för Stora och för terapeuten. De vill allihop att det ska få komma fram och inte vara hemliga mer. Jag vill inte höra! Jag vill bara gömma mig. Men terapeuten säger att det rör mig med, att jag också var med när de där sakerna hände. Att vi alla tre i oss är viktiga för att göra saker till en enhet. För att det svåra ska sluta vara så svårt och göra så ont. Det vill jag inte tro på!! Arga tog ju hand om allt det där, det var ju hennes jobb!

En annan sak som är jobbig nu är kroppen. Jag tycker den ska vara liten, smal och hoppig. Jag vill ha mina runda knän och trubbiga fingrar, så som det känns inuti. Men det blir aldrig mer så, för den är stor nu.

Du är en kvinna nu, säger terapeuten. "Pyttsan! Dumgubbe!!" tänker jag då. Men jag säger inte det för Stora låter mig inte säga dumma saker till terapeuten. Men jag tjurar, och det ser terapeuten. Då skrattar han lite, men väldigt snällt, och säger, "Men Duuu! Alla ska vara med".

När vi går hem från terapeuten känner jag att min kropp är bullig och tantig. Det är inte kul alls. Jag gråter då. Jag känner mig lurad på något vis: Vart tog tiden vägen, vart tog jag vägen? Jag är fången i fel kropp och fel tid. Jag vill inte tillbaka, men att vara här vill jag inte heller.

En bra sak nu är att jag får behöva saker och det är inte dumt eller fel. Då är terapeuten snäll, och den Arga och den Stora lär sig också att vara snälla. Vi har börjat känna när det är kallt eller att vi är hungriga till exempel. Stora lyssnar på mig när jag tycker att det är kallt och hon kanske inte tycker att det är så viktigt. Då får jag ändå strumpor och en extra tröja, så det kan kännas skönt. Jag får ha gosedjur nu också. Det har terapeuten sagt till Stora och Arga att vi ska få ha. Bara de är allas gosedjur och inte bara mina. Arga tycker inte om gosedjuren, hon säger att de är fåniga. Men det gör inget, jag tar hand om dem åt henne också så de inte ska vara ledsna. Terapeuten säger att trygga saker inte kan vara fåniga, utan att de är viktiga om de gör oss tryggare.

En bra sak som terapeuten hjälpt mig och oss med är att förut var jag så rädd när jag skulle sova. Jag kunde inte förstå var jag var och jag trodde att det var farligt på kvällen och i sängen. Men vi gjorde en grej med ögonen där man tittar på terapeutens fingrar i luften. (Stora säger att det heter EMDR så hon fick skriva det.) Jag var ganska rädd då och jag mindes jobbiga saker om kvällarna för länge sedan. Det var svårt, men sedan försvann det hemska. Efter det har vi kunnat sova på kvällen i sängen utan att vi gömmer oss i garderoben eller går upp och går runt en massa. Nu när vi kan somna på kvällen är det som alla oss inuti är lugnare och mår bättre. Då kan vi lättare klara av allt vi behöver göra för att alla ska vara med.

Sjöodjuret

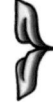

Sack

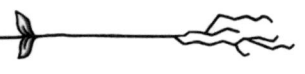

Jag läste just Månen, varelsen och jag. Det var världens bästa bok och det var så fint att Månne som det handlar om har en varelse inuti. Jag har ett sjöodjur inuti som är nästan hemligt att berätta om, men om Månne kan berätta så får kanske jag med.

Vi vet att andra människor kan bli ledsna av att höra om hemska saker men jag kan inte berätta så mycket om jag inte får skriva om nåt hemskt. Så jag kommer skriva om hemskt, men inget hemskt händer för mig nu. För er som har hemskt nu hoppas jag också att det är slut snart och att ni kan få hoppa i vattenpölar som jag får nu.

Jag heter Sack och även om jag växt lite grann så är jag ungefär 8 år kanske. Alltså kroppen har blivit alldeles gammal och rynkig, trettiotusen år ungefär. Jag lekte mycket när kroppen var vanligt gammal, så gammal som jag är. Det var jättekul tills en vuxen som skadat oss jättemycket kom utan att jag märkte det och slängde mig mot ett skåp. Mitt huvud slog i kanten och när han började sparka somnade jag som kroppen gör när det gör för ont. Sen vaknade jag i sängen och hade så ont i huvudet. Jag har lärt mig att det heter hjärnskakning.

I sängen när huvudet gjorde ont kunde jag inte leka mer och det är som att tiden försvann för mig tills en dag när det regnade det bästa regnet. Det fanns en massa vattenpölar som bubblade av stora regndroppar och jag var tvungen att få hoppa i pölarna. Det är så kul! Jag hade ont i huvudet först, ungefär en vecka, men sen gick det över. Det var så kroppen hann bli gammal utan mig. Där jag bor nu finns ingen som gör illa och ingen som bestämmer att vi inte får hoppa i vattenpölar.

Jag har aldrig tänkt att jag kan skriva till en bok. Jag har mest lekt och nuförtiden hjälper jag till med det som behövs eftersom jag till och med tycker att det är kul att diska. Jag leker att jag är vuxen när jag diskar.

Andra inuti läser massor och har gått i skolan och skrivit. Jag kan nog inte skriva så bra, men jag vill mest berätta och det kan jag ju. Jag har mest skrivit till hon som hjälper oss på sjukhuset och till några kompisar. Jag är ledsen att de jag var mest kompis med inte vill träffa kroppen längre. Jag saknar att vara kompis med dem. Fast en kompis försvann för hen dog, annars hade vi nog träffats nu. Jag hade skrivit brev till hen. Sen när hen inte var i sin kropp mer så skulle alla brev skickas tillbaka till oss som skrivit. Nästan ingen vet var jag bor, så brevet började åka runt med tåg, bil och kanske till och med flyg för att hitta Sack. Men jag fanns ju här inuti hela tiden. Alla människor kallar kroppen ett annat namn så ingen tänkte på att det kunde vara vi som skrivit. Nästan ingen tänker att vi är många inuti.

Andra i kroppen hittade mitt brev till slut och sa att vi kände Sack och skulle ge det till mig. De fick låtsas att jag var en egen kropp för det skulle blivit så konstigt annars. Vilken tur att brevet kom tillbaka till mig för det kändes läskigt att mitt brev var ute och åkte sådär medan alla undrade vem Sack var. Efter det har jag inte skrivit till så många, nästan bara hon på sjukhuset och det är bara hon som känner mig nu.

Jag glömde förklara, men vi är som många i samma kropp eftersom nån måste ha hand om tiden hela tiden, så vi har hjälpts åt. Det är ganska konstigt på ett sätt, för kroppen är ju bara en. Ibland har det hänt att en hand målar och en hand äter, medan ögonen läser en bok. Då är det nästan som tre kroppar, men i vanliga fall går det mest att göra en sak i taget med kroppen. Fast inuti händer ju en massa saker samtidigt. Innan var det mycket bråk och ledset och svårt men nu mår vi bättre inuti för vi har fått hjälp.

Det är som två lag inuti just nu. Vi som varit med om hemskt och fastnat i växten och de som fortsatt växa. De som växer tillsammans med kroppen har också varit med om hemska saker men ändå haft kvar nån fot i tiden som rör på sig. Det är svårt att begripa egentligen hur det funkar, för vissa inuti har som andra inuti sig och andra hör ihop som månar till planeter.

Men sen kan ändå alla hjälpa varandra på olika sätt.

Vårt lag som inte ser ut precis som tidskroppen är nog nästan 100 stycken, för i en bok vi skriver upp om oss är det nog 80 eller 90 som berättat om sig. Det andra laget, de inuti som andra människor tänker är vi, är nog nästan 100 stycken de med. Det är svårare att veta för de flyter ihop mer och vet inte själva vem de är. Vi i vårt lag vet liksom vem vi är och vet ofta en del om den tid som ändrat oss. De i andra laget som haft kvar en fot i tiden som rör sig vet ofta inte vem de är och tycker allt känns overkligt. Det är ganska jobbigt för dem.

Vårt lag mår bättre nu för att vi fått hjälp på sjukhuset i en massa år, och fått berätta om allt hemskt som suttit fast. Nu har de i andra laget börjat fundera på sig själva istället. Innan behövde de hjälpa oss hela tiden men nu hjälper vi dem. För de blir alldeles darriga i knäna av att se sig själva och förstå att de också är många och allt det. Jag vet inte om det hjälper att skriva så mycket om hur vi är inuti för de flesta fattar ändå inte. Alltså jag fattar inte riktigt själv heller för det är ju som att jag både finns och inte finns.

Det jag ville berätta om, som gjorde att jag klev upp tidigt för att hinna få skriva innan kroppen ska göra annat, det är det om sjöodjuret. För när jag läste boken om Månne tänkte jag att det kanske går att prata om. Alltså det kanske är nån annan som vill veta eller som känt likadant.

Vår kropp föddes på ett dåligt ställe. Jag vet inte om vi hade otur eller varför sånt händer. Men det är också ganska svårt att tänka att jag skulle fötts nån annanstans för då hade ju inte jag varit jag. Jag har hälften av mina gener från mamma och andra halvan av pappa, men båda har skadat mig och jag är rädd för att vara som dem. Ibland undrar jag hur det varit om nån räddat mig när jag var bebis och tagit mig till nåt snällt ställe. Ibland önskar vi att kroppen aldrig blivit född.

Pappa skadade oss väldigt mycket och så blev det värre med sjöodjuret. Vi trodde det var ganska självklart att vi var pojke men när pappa hörde det blev det problem. Det var andra inuti som vet exakt vad som hände, men det var mycket och det var hemskt. När kroppen vuxit lite förstod vi att sjöodjuret måste bli sitt egna, vi kan inte ha det inom oss. Så sjöodjuret blev skickat ner i djupet, det inuti som en inte känner till, som känns som stjärnhimlen. Några inuti klappade sjöodjuret lite ibland men vi andra fick inte alls gå dit. Det är så när man ska överleva att man måste göra svåra saker och bli bestämd. Man kan inte börja gråta eller göra som det känns.

Sjöodjuret bodde i det bottenlösa medan vi kämpade med vårt. Sen tog sig kroppen till trygghet när vi blev gamla nog att bestämma själv. I tryggheten började sjöodjuret komma upp till ytan men andra stampade på nosen så det for ner i djupet igen. När kroppen grått och varit som långkokad spagetti av allt jobb att valla bort sjöodjuret bestämdes det att sjöodjuret fick finnas. Det simmade vid ytan och gjorde hopp och volter och allt som delfiner kan. Kroppen hade inte tid med sjöodjuret eftersom det är så många av oss och vi mått så dåligt. Vi ordnade ändå så vi kunde gå till dem som kan ge en medicin. Det verkar som medicinen gör att vi inte slår sjöodjuret när det hälsar på.

Det är svårt att ha ett sjöodjur inuti. Jag kan berätta en sak som gjorde oss jätteledsna även om ingen slogs. Det var i skolan och sjöodjuret kunde vara med i hemlighet där eftersom det inte var lika farligt som hemma. Kroppen gick i 6:an och 6:orna hade luciatåg för hela skolan och skulle träna en massa. Emil som gick i skolan med kroppen ville vara stjärngosse, men då blev läraren arg och sa att vi inte fick. Emil vägrade vara tärna och då skickade läraren ut oss i korridoren.

Barn som slogs fick gå ut i korridoren. Och vi, men vi hade aldrig slagits. Det var kallt i korridoren och kroppen frös. Emil fick klättra upp på det breda elementet och sitta där. Men det var räffligt och gjorde ont i rumpan att sitta på. Det kändes som en evighet de tränade i klassrummet och sen varje träning fick vi sitta där ute och känna oss alldeles ensamma. Då visste vi inte att Månne fanns.

När vi gick till doktorn här för medicin frågade de ingenting om vi alla inuti kände likadant. För även om det står att vi är flera så fattar ingen det.

Det är så med att vara flera inuti att många inte förstår alls. Även om det står DID eller om vi berättar det. De tror ändå bara att vi är som dem och då är det ju enklare att låta dem tro det. Vi vet ju att sjöodjuret bor i kroppen och inte hos nån speciell del, men det visste ju faktiskt inte doktorn. Och så fick vi skäll där för vi undrade för mycket. Det är lika konstigt som lucia-tåget, men vi försöker att inte tänka på det. Och medicinen är jättebra att ha!

Det finns de inuti som aldrig sett sjöodjuret och för att ha fötterna på marken måste vi använda stenar att fästa oss vid. Jag vet inte hur jag ska förklara så ni förstår, men det är som att sjö-odjuret är som det där äpplet som alltid faller nedåt. Att det finns en tyngd på ett bra sätt så vi inte far ut i rymden och aldrig hittar hem.

Hon som hjälper oss på sjukhuset är snäll men hon fattade inte heller först. Det kändes som att hon trodde vi skulle bli tjej sen när vi mådde bättre. Många inuti önskar ju att det var så. Hon tyckte i alla fall att medicin var onödigt. Vi tyckte medicin lät farligt, för när vi var små kom doktorn med dålig medicin.

Sen blev det bråk med hon som hjälper oss, vi blev jätteledsna och en kompis hjälpte oss att skriva så hon verkligen skulle förstå. Då sa hon förlåt och det kändes helt annorlunda, ingen har sagt förlåt för att de inte tror på sjöodjuret eller för att de vill döda sjöodjuret. Hon skrev till och med där i datorn där alla som jobbar kan se.

Hon skrev att hon gjort fel. Jag har läst det själv att hon skrev så.

Det känns jättebra för att hon har tyckt vi ska lära oss att det är okej att göra fel. Att även om man bara vill göra rätt kan det ändå bli fel och så är det för alla människor. Men när det blir fel kan man försöka ordna det, som till exempel att säga förlåt. Så det var bra att veta att hon kan det. Jag har märkt att ganska många inte kan sånt som de vill att jag ska kunna. Efter det känns det som att hon förstår sjöodjuret och till och med kanske tycker om sjöodjuret. Att sjöodjuret inte behöver gömma sig eller vara fel.

Nu måste vi gå ut om vi ska hinna innan möten på datorn. Men jag skriver nog mer sen.

Oj, vad mycket jag hade skrivit igår. Jag visste inte att jag kunde skriva så långt. Det går snabbare med tangenter än med penna, som jag brukar skriva med. Vissa bokstäver är ganska svåra att rita.

Nu vill jag berätta hur svårt det kan vara med de inuti som ser ut som vanligt. De skulle försöka berätta för andra människor om vårt pronomen igår. Pronomen betyder hon, hen, han, den, ni och du. Kanske finns ännu fler men sånt man använder när man pratar om nån istället för nåns namn. Jag är inte jättebra på sån grammatik, det är tråkigt. Men för oss är det viktigt om nån säger han eller hen eller den. Som för Månne, precis så känns det om nån säger hon. Då är det som att det öppnas ett hål och all vårt kraft rinner ut. Vi blir helt tomma och trötta och ganska ledsna. Då måste vi vila ganska länge och vara själva. Vi vill inte träffa en enda människa även om vi egentligen vill vara med andra jätte mycket.

Att få vara i skogen brukar hjälpa oss då. Om vi orkar gå ut. Ibland ligger vi bara under täcket och tycker synd om oss. Men de som ser vanliga ut i kroppen vågade inte säga nåt igår. Vi brukar säga vad vi bestämt oss för, men sjöodjuret är så svårt att prata om. De hade huvudvärk och ont i magen hela dagen och tänkte "Nu säger jag det". Men det gick inte. Det är lättare för vårt lag att bara vara som vi är. De som ser vanliga ut tänker så mycket att man faktiskt inte vet nånting alls till slut. Till exempel förstår vi ju inte varför vi har ett sjöodjur eller hur såna föds och hur man bäst ska sköta det.

Nu vet jag inte vad jag mer ska berätta. Jag kanske har skrivit klart nu.

Förresten vill jag också berätta att jag verkligen tycker om sjöodjuret. Jag tycker sjöodjuret känns som om alla djur vi känt skulle vara här samtidigt. Det känns varmt och snällt och sådär lugnt det kan kännas när en katt tar sina mjuka trampdynor mot en och spinner. Eller när kattens sandpapper-tunga slickar bort tårarna på kinderna. Eller när en häst vilar mulen mot vår axel och hästmorrhåren kittlar i nacken. Eller som när en vildmus kommer och hämtar en müslibit alldeles nära och håller den i sin lilla hand. Eller som en hund som snarkar utsträckt på rygg och tar hela sängen och kudden från en. Eller som att klia en gris bakom örat och titta på alla rynkor i det stora trynet. Eller ett lamm som sover i vårt knät och våra händer kan vara inne i den mjuka pälsen. Eller som att lägga pannan mot en kos panna och känna att vi blivit lite klokare. Så känns det när sjöodjuret får finnas. Så jag är glad att det finns ett sjöodjur även om det är läskigt, särskilt läskigt för dem i andra laget.

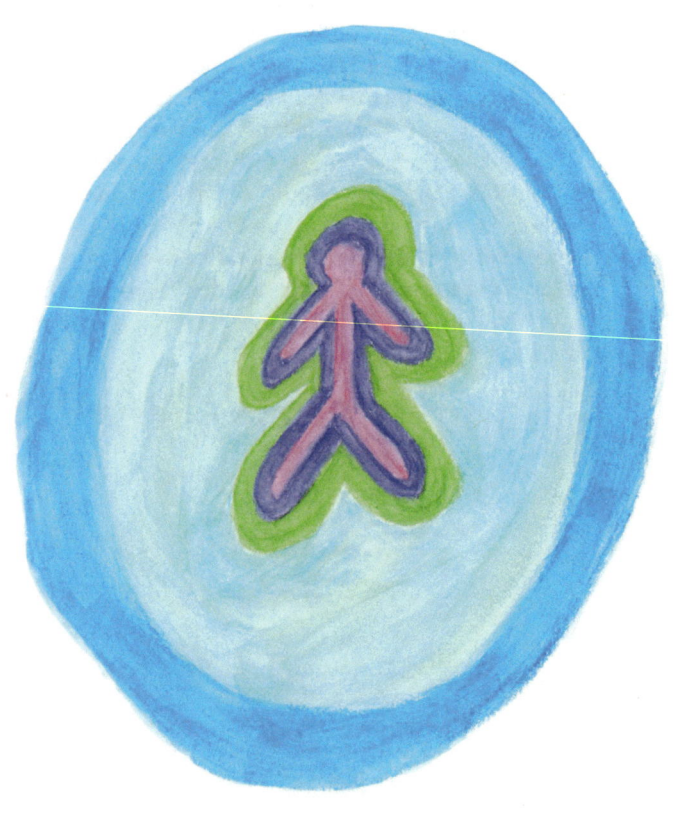

Liten i stor kropp
Lilla N (i samma system som Liv)

Villkorad kärlek

Hannis Hae

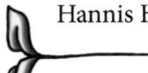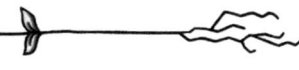

Här kommer alla frågor
jag inte vågar ställa till de vuxna:
Varför måste jag vara som dig för att bli älskad?
Varför måste jag tycka som dig för att bli älskad?
Varför måste jag tro på din gud för att bli älskad?
Varför måste jag hata som dig för att bli älskad?
Varför måste jag fördöma som dig
för att bli älskad?
Varför måste jag vilja göra samma saker som dig
för att bli älskad?
Varför måste jag skita i samma saker
som du skiter i för att bli älskad?

Varför måste jag alltid ha ett svar
för att bli älskad?
Varför måste jag fatta allting på första försöket
för att bli älskad?
Varför måste jag göra allting perfekt
för att bli älskad?
Varför måste jag göra allting på ditt sätt
för att bli älskad?

Varför får jag inte ha vänner
och ändå bli älskad av dig?
Varför kan vi inte tycka olika
och ändå älska varandra?
Varför får jag inte göra misstag
och ändå bli älskad?

Varför måste jag lida som dig för att bli älskad?
Varför är det bara jag som ska förändras
för att det ska finnas kärlek?
Varför är du inte den förälder jag förtjänar?

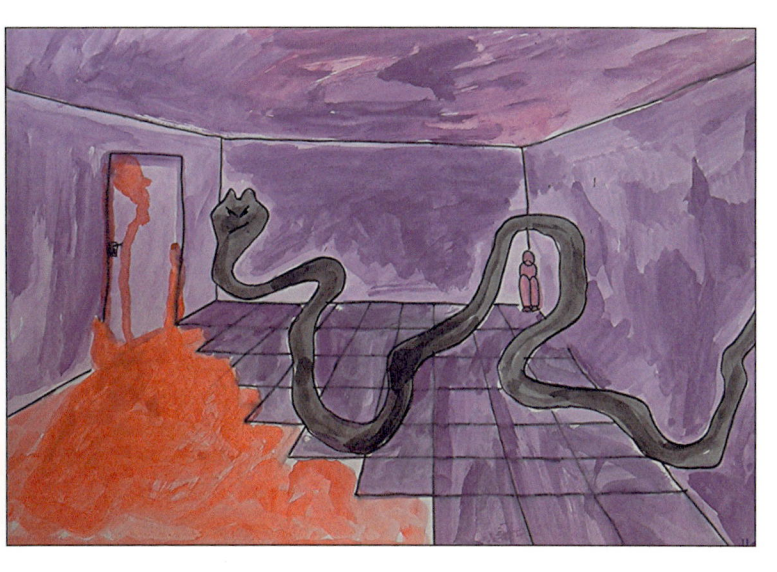

I skydd av ondskan
Hanna Brorson

Mammas lilla piga

 Ria

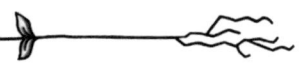

Jag är osynlig. Men min osynlighet är ingen superkraft, inte en sådan där som superhjältar har. Den är nog mer motsatsen. Den gör mig maktlös för det är inte jag som gör mig osynlig. Det är min mamma. Det är hon som gör mig osynlig, och när hon gör mig osynlig då ser ingen annan heller mig. Jag tittar mig i spegeln för att se om jag syns. Det gör jag, och jag tänker att om jag kan se mig så borde ju andra också kunna det. Men det gör de inte.

Nästan den enda gången jag syns är när mamma vill att jag ska vara hennes lilla piga. Då ger hon mig order: Dammtorka! Häng tvätten! Stryk tvätten! Diska! Skrubba mig på ryggen! Massera mig! Jag vill inte ta i henne. Det är så äckligt. Jag känner mig äcklig när jag har tagit i henne.

På kvällarna när jag ska gå och lägga mig stänger jag dörren för jag vill vara ifred. Men varje kväll precis när jag håller på att byta kläder kommer hon in och tittar på min kropp. Då önskar jag att jag kunde göra mig osynlig. Jag mår illa. Hon tittar så konstigt på mig. Och jag vill inte. Men jag kan inte, får inte säga nej. Om jag hade haft en nyckel så hade jag låst dörren så att hon inte kunde komma in.

Det är så mycket jag ska göra så jag hinner inte riktigt vara barn. Jag hinner inte leka. Och som piga måste jag ha uniform. Mamma klär mig i tantkläder. Sådana som *hon* gillar. Jag får inte ha vanliga kläder som alla andra. Och då blir jag synlig igen. Fast inte på ett bra sätt. I skolan mobbar de mig för mina kläder, men jag berättar det inte för någon, för eftersom jag inte syns så hörs jag inte heller. Eller det kanske finns några som hör mig, men de tror mig inte. Ingen tror att jag är mobbad. Alla tror att jag är stark för att jag beter mig vuxet. Och så är jag lång för min ålder. Men jag är faktiskt liten. Och jag har gått sönder.

Som jag sa så är jag liten och skör. Men det finns ett annat Jag också. En som inte gråter. En som biter ihop och gör det hon måste. Men jag ligger och gråter i kudden, tyst så ingen hör. Jag vill inte att mamma ska höra för då gör hon så att allting handlar om henne igen.

Jag får inte bli arg. Det har mamma bestämt. Det är bara hon som får blir arg. Och det är bara hon som får göra andra arga. Så jag är arg på insidan. Ibland blir jag så arg så jag skakar inuti. Hon som är mitt andra Jag kan se lugn ut på utsidan medan jag skakar på insidan.

Jag vet att det har hänt saker som jag inte riktigt kan komma ihåg. Och sen finns det mindre saker som också gör att jag går sönder. Gång på gång går jag sönder, och jag vet inte hur jag ska pussla ihop bitarna igen. Något jag kommer ihåg är en gång när jag hade gjort så fint i bokhyllan och satt böckerna i ordning. Då slog mamma mig. Och hon sa att det var mitt fel att hon slog mig. Kanske var det mitt fel. Hon vill att jag bara ska ta order, och det där med bokhyllan hittade jag på själv. Jag tyckte jag var duktig när jag gjorde fint. Men det var fel, sa mamma. Och hon slog mig, och det gjorde ont. Var det mitt fel?

Jag är mammas lilla piga. Jag måste lyda order.

Blå

Flo Fermelin

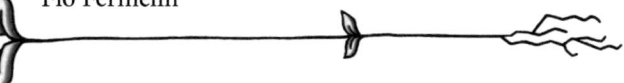

Mitt namn är Blå och jag föddes under vattnet. Böjd, tryckt, med bubblor runtom som rusar upp utan mig. Jag var 3 år då. Jag förstod inte vad som hände och jag visste inte att jag var blå när jag kom upp. På ett sätt kom jag nog inte ens upp.
Jag är alltid kvar där nere. Även nu.

Idag är jag 10 år. Men det har jag varit i över 20 år. Någonstans på vägen har jag fått ett utseende, fast inne i huvudet. Det formades ännu mer när vi började skriva när vi var runt 12. Jag skrev om mig själv, fast de andra i kroppen trodde det var påhittat. Jag har ritat och målat mig själv också. De trodde att det var illustrationer av det som skrivits. Som en barnboksillustration.
Jag har inte längre blå hud, men mitt hår och mina ögon är blå och jag klär mig bara i blått. Jag har färgat kroppens hår blått några gånger. De andra vet nu att när den är klädd i blått så är det jag som har valt. De vet sen länge att ångesten som slår så hårt att det gör ont också är jag. Det är mina känslor som känns så.
Jag har alltid varit sned. Den jobbiga i systemet som får kroppen att känna panik, enorm sorg och ilska. När allt känns fel river jag. Jag river loss huden för att få ut det som känns fel och snett. Det blir sår på kroppen. När jag är 3

år är det på ställen som inte syns. Födelsemärket
på bröstkorgen river jag loss många gånger. Blod
under naglarna. Den ojämna känslan när det
sticker ut gör mig illamående. Men det kommer
alltid tillbaka.

Jag klarar inte av när det känns snett. Dukar
eller bestick som ligger snett, kläder som sitter
snett. Det gnager i mig så att det gör ont. När
kroppen är 4 år använder jag linjal för att sätta
på mig strumporna, mäter så att de ska sitta
exakt lika. Men det blir fel, känns alltid snett
ändå. Jag blir så arg och ingen förstår varför. De
skrattar åt linjalen.

Ibland när jag blir superarg kommer Isadora
fram. Hon fryser mig till is, så jag slipper känna
en stund. Istället för att vara arg på allt ljud tar
jag byggarbetsöronskydden och sätter mig i
mitt rum och läser. De är blå så de känns extra
trygga.

När jag precis blivit 10 år är jag en gång
så arg att Isadora kommer fram. Då vill jag
inte prata något mer, jag vill straffa dem med
tystnad. Så jag blir tyst, säger ingenting varken
i skolan eller hemma. Det är ingen som ser. De
märker inte att jag inte sagt något på två dagar.
Jag ger upp.

Jag börjar riva igen, i ansiktet nu. Minsta
lilla ojämnhet måste utrotas totalt. När kroppen
fyllt 11 år har vi ett sår i mitten av pannan i flera
månader. Folk kommenterar och säger att det ser
ut som ett kastmärke. Jag river på det hela tiden,
river loss sårskorpan om och om igen. Mitt

örngott är täckt av bruna intorkade blodfläckar. Det stör dem. Jag får uppmärksamhet, även om det mest är oro kring mitt utseende.

Jag tycker inte om att äta. Den mesta maten gör mig illamående. Gurka och vattenmelon är det enda jag vill äta. När kroppen får borrelia vid 11 års ålder blir det jag som är framme. Jag är ofta framme när den är sjuk, jag vet inte varför. Nu är den sjuk i två månader och jag går ner mycket i vikt. De tror att det beror på sjukdomen, men det är nog också jag som skapar illamåendet. Jag petar i maten. Jag blir full av en tugga och det tar en timme att få i mig en halv kycklingfilé. Mormor tar tid. Gurka är det enda jag frivilligt äter av det de ger mig.

När kroppen är 17 år kommer jag fram en längre tid igen. Jag färgar håret blått för första gången. Jag slutar äta och slutar prata. Jag slutar skratta, slutar le. Slutar gå till skolan. Slutar sova. Slutar duscha. De märker det, men ingen förstår ändå. De förstår att jag är deprimerad, men ingen vill se varför. Inte ens när vi berättar om övergreppen. Vårdens förklaring blir att vi fått för oss saker eftersom vi inte sover eller äter något. Men det är ju precis tvärtom, vi äter och sover inte på grund av det som hänt. Jag drunknar igen. Det går inte att ta sig upp. De kastar bara i mig varje gång jag försöker.

En dag hamnar jag hos BUP-akuten. De säger att jag har slagit sönder en spegel och skurit mig med glaset. Men det är inte jag som har gjort det. De vill ha svar på varför jag gjorde det men jag kan inte svara. Jag sitter i mitten på en stol. Runt mig sitter 5-6 vuxna personer i en cirkel. Jag vet inte vilka de är. De ställer många frågor. En undrar om jag inte förstår att mina föräldrar blir ledsna när jag försöker ta livet av mig. Jag blir arg.

När ätstörningsbehandlingarna fått upp mig i vikt börjar jag riva igen. Ansiktet ser ut som en massaker. Folk ryggar tillbaka när de ser det på nära håll, jag kan se förskräckelsen i deras ögon. Jag råkar höra några på skolan prata om mig bakom min rygg, de undrar vad det är för fel på mig, varför mitt ansikte ser så hemskt ut.

Signe och jag bråkar mycket när vi står framför spegeln. Jag river och hon får panik. Hon försöker febrilt att sminka över alla såren, men de syns ändå. Det ser nästan värre ut med smink på. Hon slutar att gå ut, vill inte ens gå till affären eller tvättstugan i porten, ifall någon skulle se oss. Hon är så rädd för att se fel ut. Att inte passa in. Men jag passar inte in och jag bryr mig inte om det.

Jag har alltid varit ensam. Under ytan.

Jag har alltid känt mig hemma i vattnet. I badkar, i simhallar, i sjöar, i havet. Men det är också enormt obehagligt ibland. Det är en känsla av att jag aldrig ska komma upp igen som känns både som en lättnad och som att hoppa ner i ett avgrundsdjupt hål.

Det slukar mig totalt.

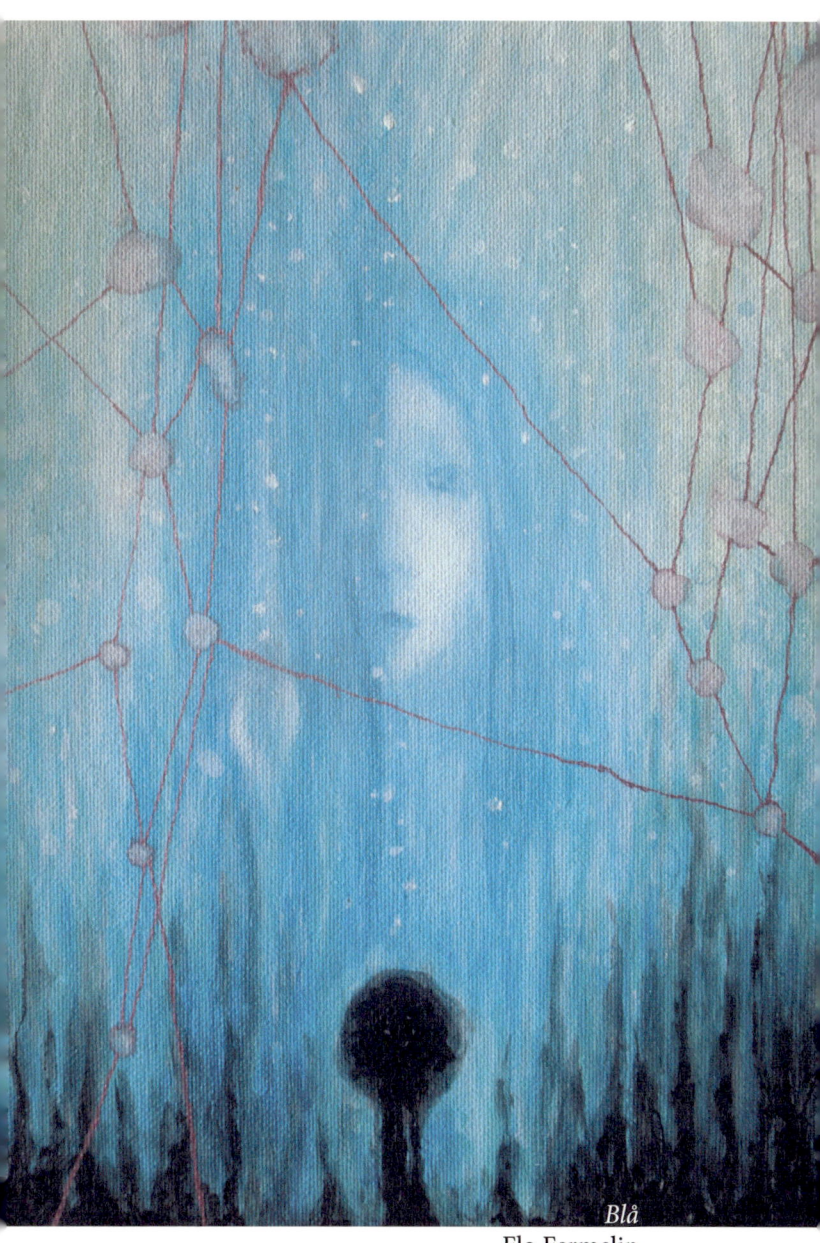

Blå
Flo Fermelin

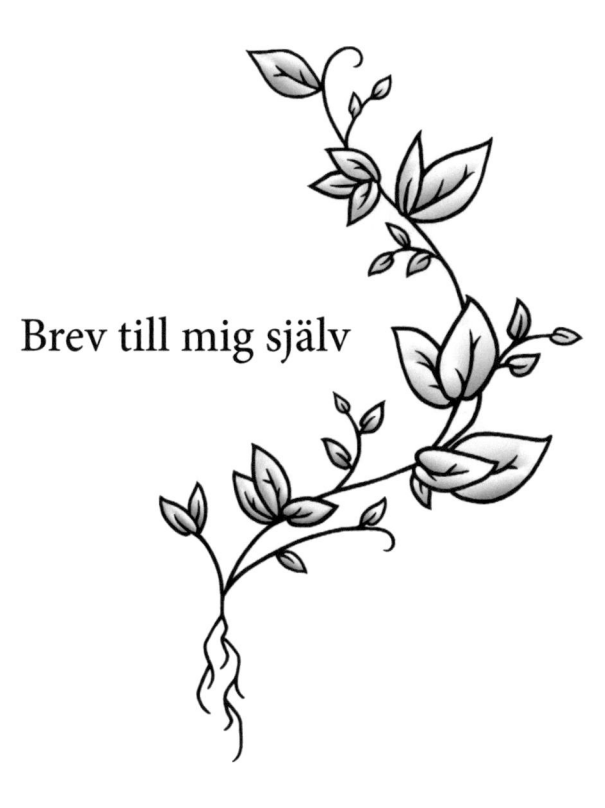

Brev till mig själv

Det är du som bestämmer

Mona Andersson

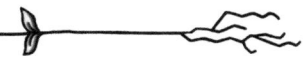

Lita på dig
på känslorna du gömt
du kan se dem, röra dem, vara i dem
jag vet att det är svårt, jag vet

Andra säger "inte så farligt"
jag säger
vänd dig om
lyssna på det som finns i dig
följ med
stanna

Lita på dig
det är okej att säga stopp
lägg dig under täcket
jag sitter här
vaktar
jag är på din sida

Andra säger "du behöver det här"
jag säger
vänd dig om
bara du vet vad som är bra för dig
gå
blunda
lita på dig

Till en liten från en stor

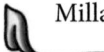 Milla

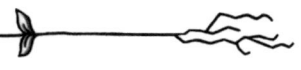

Hej lilla du,
du som tror att du måste vara så stor. Tror att det
är vad alla förväntar sig av dig. Att du ska bära
världen på dina små axlar.

Du som har ett hjärta som bankar så hårt, det
känns som att det ska slå sig ut ur bröstet. Ett
trasigt hjärta som du satt ett ynkligt plåster på.

Du som döljer stora delar av dig själv. Gömmer
dig bakom ett vänligt leende ansikte. Fast du vill
skrika och gråta och slå.

Du som innerst inne är så rädd så rädd.

Hej lilla du,
du ska veta att jag är du. Du ska veta att jag tog
mig igenom.

Du ska veta att det fanns hjälp att få. Att världen
inte var min att ensam bära.

Att mitt trasiga hjärta håller på att läka ihop, det
rymde inte från min bröstkorg. Att jag får visa
känslor utan att gå sönder, jag behöver inte en
alltid leende fasad.

184

Jag vet att du är rädd och det är jag också. Men lilla du, lilla jag. Vi tar varandra i handen och fixar det här tillsammans.

Tillsammans,
inte var för sig

Lena Posselwhite

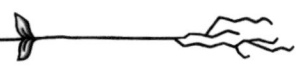

Hej Stora!

Jag skriver ett brev till dig för jag känner mig så ensam. Om jag skriver till dig och du skriver till mig. Då kan jag läsa alla breven om och om igen när jag är ensam hemma och känner mig ledsen.

Jag har varit sjuk med hosta, feber och snuva. Jag blir så rädd när jag är sjuk. När jag mår bra kräver jag inte så mycket uppmärksamhet. Det vet du. Men jag skäms för att jag behöver någon som ynkar mig när jag är sjuk. Jag tycker att jag borde klara det själv.

Två nätter i rad nu har jag drömt jätteläskiga mardrömmar. Igår morse vaknade jag ur en dröm där jag blev kidnappad två gånger. Det var hemskt! Som en skräckfilm. Jag brukar inte titta på skräckfilmer för jag blir så rädd, men när de kommer som drömmar går de ju inte att stänga av. Inte ens när jag vaknat. För drömmen liksom följer med mig under dagen. Idag vaknade jag också av en mardröm. Jag drömde att jag var förföljd av en galen kvinna som tänkte göra mitt liv till ett helvete.

Vad tror du att de här drömmarna betyder? Jag har hört någonstans att drömmar kan betyda saker, men jag förstår inte *vad* det är de betyder. Kan du hjälpa mig?

Igår såg jag en film som hette *Skönheten i allt*. Den handlade om en pappa som hade ett barn, en flicka, som dog. Jag kände igen mig. När jag var yngre än jag är nu så dog jag också. Jag menar, jag dog inte helt och hållet som flickan i filmen. Men jag dog inuti. Det som var Jag dog. Och min glädje dog tillsammans med min lust att leva. Förstår du hur jag menar?

Hoppas du vill skriva tillbaka till mig!

Tusen, tusen solar och pussar,

Lilla

Hej du Lilla!

Vad glad jag är för att du skrev till mig! Det där med att skriva brev är en väldigt bra idé, för ibland blir allting så fel när vi pratar; vi blir osams och skyller på varandra, och det är ju dumt.

Först vill jag säga att både du och jag gör vårt bästa, men ibland kan vi inte påverka det som händer. När något blir jobbigt blir det ofta svårt för oss båda samtidigt, och det är precis just då som du och jag behöver ta hand om oss själva och *varandra*.

Jag vet, det är läskigt att vara sjuk! Det tycker jag också, fast jag är vuxen. Det ska du absolut inte skämmas för. Vi får försöka hitta ett sätt som kan fungera för både dig och mig, där vi kan få den uppmärksamhet vi behöver. Kanske vi kan ge den till varandra? Det är nog inget vi kan från början, men vi kan träna oss. Vi kan säga till varandra: "Kan inte du ynka mig lite nu? Jag behöver det." Vad tror du om det? Eller om vi inte kan säga det, kan vi skriva det i våra brev.

Det är inte alldeles lätt att tyda drömmar, men om jag ska göra ett försök så tror jag att kidnappningarna handlar om att ditt *Jag* på ett sätt blev kidnappat när du var liten. Det fanns människor i din omgivning som talade om för dig vad du skulle tycka och tänka. De lyssnade inte på vad *du* ville, utan de talade om för dig hur *de* tyckte att du skulle vara, vad *de* ville att du skulle tycka om och så vidare. Jag har som vuxen själv träffat på den typen av människor, och de är farliga. De är som kidnappare faktiskt, för de försöker kidnappa ens hjärna och bestämma över den.

Den andra mardrömmen har också så klart med din barndom att göra, men den har även att göra med mitt liv som vuxen och handlar om sådant som jag har varit med om och sådant som jag är rädd ska hända. Vi sitter ju ihop på något sätt, du och jag, så vi kan båda uppleva och drömma om saker som hör till den andra av oss. Lilla, försök att skaka av dig mardrömmarna, för nu är du fri att vara precis så vacker och underbar som du är. Du är fri att vara dig själv! Nu ska vi tillsammans försöka lägga allt galet och jobbigt bakom oss och arbeta för att vi ska få det mycket, mycket bättre nu och i framtiden.

Jag förstår precis vad du menar med "Det som var Jag dog". Exakt så har jag också upplevt det, och att det blev så handlar just om det jag skrev här ovanför. När man börjar tro mer på andras krav än på sig själv, då tappar man bort sig själv. Man dör invärtes. Men du har inte levt utan glädje lika länge som jag, så jag tror att du kanske kan hitta tillbaka till den lättare än jag. Vet du att vår morfar brukade säga att du glittrade? Det är precis *det* du ska försöka hitta tillbaka till! Försök komma ihåg känslan. Hur var det när du var så där lysande, glittrande och sprudlande? Vet du förresten att ditt namn betyder "den skimrande"? Det sägs att man får det namn som passar en, och det namnet passar till hundra procent på det som *verkligen* är du.

Jag älskar dig för att du är du, precis som du är! Du är både söt och smart, glöm aldrig det! Konstigt nog känner jag mig lite blyg för dig. Jag vet att du har så mycket fint inom dig som jag känner att jag inte har. Äntligen har jag förstått att jag inte klarar mig utan dig. Det är du som gör att jag kan vara autentisk. Det är ett svårt ord, men det betyder ungefär att jag blir äkta tack vare dig. Jag försöker hitta tillbaka till *ditt* sätt att vara, så som det var innan vi blev förstörda av allt det som andra människor belastade oss med. Deras krav på att vi skulle vara annorlunda än vad vi var. Man kan aldrig vara någon annan än den man är, och om man försöker mår man alltid dåligt. Väldigt dåligt till och med.

Vi behöver lära oss att lyssna på varandra. Jag ska försöka hjälpa dig med min kunskap, och du kan hjälpa mig med din klokskap.

Jag ser fram emot att få fler brev av dig, och jag lovar att svara på dem.

Massor med kramar och kärlek,

Stora

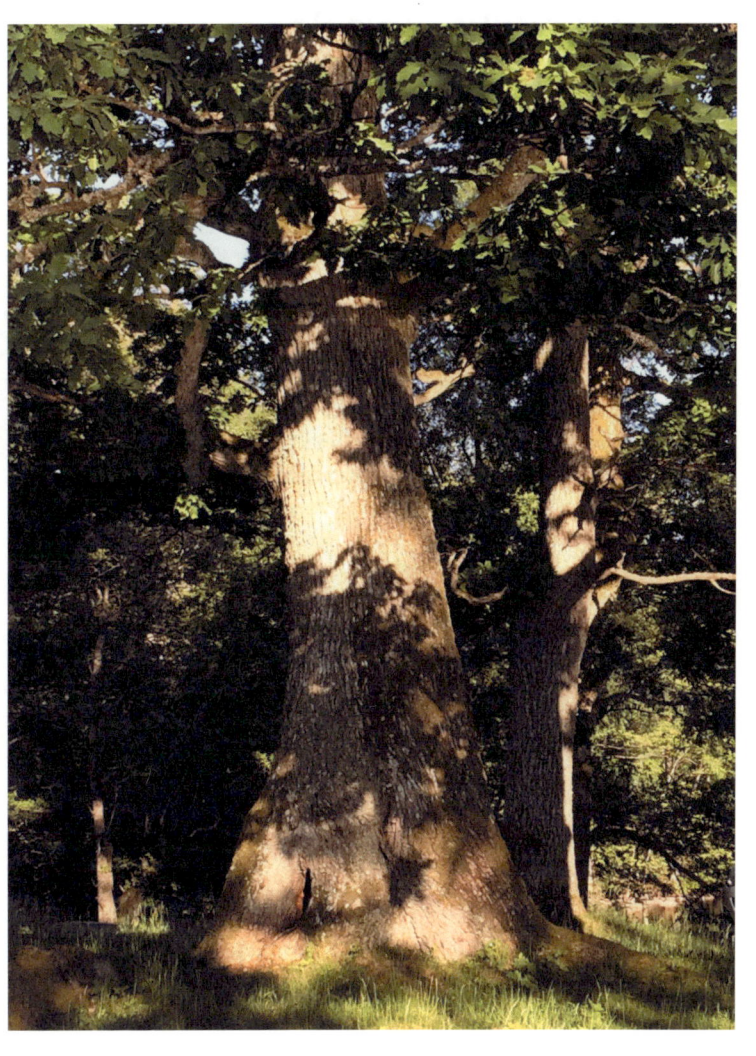

Skuggor ur det förflutna
Lena Posselwhite

Ett annorlunda liv

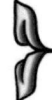 Mia (och alla Ninni)

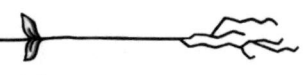

Jag är en vuxen kvinna som har många olika jag. Olika "självdelar" styr mig utan att jag kan kontrollera det. På ytan syns det inte vem jag är och mitt "vuxna jag" vet heller inte om vem av mina självdelar som plötsligt kliver fram. Jag har diagnosen dissociativ identitetsstörning (DID).

Det här är ett försök till ett brev från Mia (vuxna sidan) till lilla Ninni (alla barndelar). Det är tänkt att vara ett brev från mitt vuxna jag. Men det är klart, andra självdelar är med och skriver. De lägger sig i när Mia skriver, också alla Ninni.

Hej Ninni!

Tack för att du orkade kämpa varje dag för att överleva. Om du inte gjort det hade jag inte kunnat skriva detta brev. Som terapeuten säger, vi hade blivit psykotiska eller inte överlevt alls. Tack Ninni, för att vi lever idag och för att vi tillsammans har förmågan att stänga av det hemska, att dissociera.

Ninni, du undrar säkert hur ditt liv blivit. Ja, du gick ut grundskolan och fortsatte på gymnasiet. Det gick någorlunda. Sedan du jobbat några år började du studera på universitet. Du fick man och barn och jobbade med yrken som passade din utbildning.

– *Vad bra säger, Ninni! Då klarade jag mig fint och då är allt bra då.*

– *Inte riktigt, säger Mia.*

Vi klarade att överleva de aggressiva sexuella övergreppen från din pappa. Och vi klarade att överleva de sexuella övergreppen från din mamma. Men som du vet hade du tur att de inte gjorde övergreppen samtidigt, utan var och en för sig.

Detta vet ni nog redan, alla Ninni. Men det var tråkigt att övergreppen höll på under 20 år, från bådas håll.

Vi fick hjälp med bearbeta sexuella övergreppen när vi var i 40-årsåldern. Terapeuten såg oss alla.

– *Ja, det minns jag, säger Ninni plötsligt.*

– *Jag vill fortsätta skriva mitt brev till dig, svarar Mia.*

Det var tråkigt var att vi själva inte visste att vi var i olika "självdelar". Ibland på jobbet försvann tiden. Jag fattade inte varför och hur, men jag sa inget till någon. Andra såg att jag betedde mig konstigt på något sätt, ibland och oförutsett.

– *Du är så ojämn i ditt arbete, sa chefen på ett av jobben. Jag förstår mig inte på dig.*

Jag tror jag var mer uppdelad då. Ja, det blev många missförstånd på våra jobb. Jag trodde att om jag bara arbetade 120 % så skulle jag bli som alla andra. Till slut orkade jag inte mera. Det blev sjukskrivning.

– *När jag blir stor vill jag ha barn och en riktig familj,* säger plötsligt en av de äldre barndelarna.

– *Ja, det fick du.* Härliga ungar som jag känner stor lycka att fått se växa upp och vara tillsammans med, säger Mia. Men det är samtidigt sorgligt.

– *Hur då sorgligt? Hur kan det vara det,* undrar Ninni?

Det som hände under din barndom, Ninni, gjorde att vi fick en dissociativ identitetstörning. Men tyvärr visste vi inte om den förrän vi kom upp i medelåldern. Mina barn (alltså de jag födde) påverkades av min DID sorgligt nog. Som tur var så hade barnen en fungerande pappa.

Ninni, vet du att vi har haft tur på ett sätt. När du blev stor träffade du en förstående man och gifte dig. Vi fick stöd av en specialiserad terapeut och läkare inom psykiatrin. Det är mycket ovanligt.

Men tänk om skolpsykologen som testade dig många gånger under grundskolan skulle ha sett att det inte var dig det var fel på. Du var inte dum eller lågbegåvad. Det tokiga var att du själv tyckte det var ditt fel, det dina föräldrar gjorde. Du trodde att du gjorde din mamma illa. Att du inte var snäll mot din pappa. Att det var du, Ninni, som gjorde dem illa. Därför vågade du inte säga något, för du trodde du bar på skulden.

Tänk vad fel det kan bli.

– *Visst blev vi bra när vi fick hjälp och stöd sedan?* frågar en av Ninnarna som blivit otålig.

Jag och terapeuten kämpade i många år. Det vet du nog, Ninni. Ni var med under terapin, det var så jag lärde känna er. Men ibland kommer man inte integreras utan får ha kvar "självdelar". Därför får vi tillsammans lära oss att acceptera att vi duger som vi är.

Men jag vill bekänna en sak för dig. I början terapin tyckte jag inte om dig. Jag ville till och med slå dig för att vi skämdes så över vad du hade gjort. Vi ville bara försvinna i dissociationen.

– *Varför då, undrar Ninni?*

Vi tyckte allt var ditt fel, Ninni, fast ni kämpade för överleva. Men genom terapin lärde jag mig tycka om er. Att se saker som de verkligen var.

Ditt liv blev annorlunda. Det känns så himla onödigt, det hemska som hände dig, Ninni. Det känns som om vi aldrig fick leva vårt liv utan att det hemska alltid följer med oss.

Ninni, tack för att ni orkade kämpa. Annars hade jag inte fått uppleva mina egna barn, min man och familj. Jag hade inte fått leva alls.

Ninni, det var aldrig ditt fel eller din skam. Du råkade bara födas med föräldrar som inte mådde psykisk bra. Ninni, du var och är ett helt normal litet barn och en helt normal tonåring.

– *Mia, glöm aldrig att vi små Ninni finns.*

Tack, Ninni, för att jag fick skriva till dig. Nej, vi ska aldrig glömma er utan ska bära med er i vårt hjärta. Där är ni äntligen trygga.

Det var inte ditt fel

Charlotta Benezeder Odelius

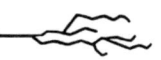

Jag önskar så att du skulle kunna få känna att det du varit utsatt för inte var ditt fel. Jag vet att det var du som slog huvudet i väggen alla de där gångerna. Jag vet att det var du som vägrade äta i flera veckor. Det var du som gjorde allt det där mot dig själv. Du som skadade dig själv. Och vården reagerade med tvång. Beslut togs gång på gång. Att du skulle spännas fast för att skyddas mot dig själv. Att du skulle sondmatas med tvång för att inte dö. Men det var inte ditt fel. Det fanns steg på vägen. Det fanns möjligheter att ingripa tidigare. Möjligheter som vården missade. Gång på gång. Så även om det var du som i panik slog huvudet i betongväggen. Igen och igen och igen. Så var det inte ditt fel. Du blev utsatt för trauman. Trauman du fortfarande upplever. Så fort något påminner om det, ett ljud, en berättelse, en plats, är du omedelbart tillbaka. De fysiska återupplevelserna är så starka, oavsett var du är, oavsett hur trygg du är. Så är du aldrig egentligen trygg längre.

Det borde varit nog att uppleva paniken i stunden. Att bli fastspänd. Att vara så försvarslös. Det borde varit nog. Men det slutade inte där. Det pågår fortfarande. För du tvingas återuppleva det hela tiden. I mardrömmar. I minnen. I flashbacks som känns så verkliga att du inte längre vet vart du är. Det finns ingen rättvisa i det.

Du förtjänar inte det här. Det var inte ditt fel.

Jag lovar dig,
det kommer bli bra

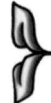

Frostflicka

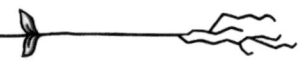

*Till Lilla Tyst som var så liten och kämpade så
mycket*

Hej. Hur mår du idag? Är det svårt att veta? Du
behöver inte svara. Jag frågar för att du ska veta
att du inte är ensam.

Vet du, om jag kunde så skulle jag komma
och hämta dig. Nu på en gång. Kanske sitter du
på golvet i ditt rum och sorterar plastgem i olika
färger och storlekar. Kanske sitter du vid köks-
bordet och försöker äta trots att du mår illa eller
vill gråta. Kanske blir du precis nu fasthållen
mot golvet i rummet där det händer så hemska
saker att du inte minns dem efteråt. Så nu låtsas
vi att jag kommer. Jag stormar in och lyfter upp
dig och tar med dig bort, iväg.

Tycker du att det känns otäckt? Jag förstår
det. Du är van vid ditt liv och du är jättebra på
att ha koll på vad som kan hända och när du ska
blunda och bestämma att allt försvinner. Du är
så duktig på det. Jag önskar att du inte behövde
vara det. Det är därför jag vill ta dig med till
något annat.

Ska vi sätta oss i min soffa? Den är mjuk
och grå. Det finns filtar som det går att gömma
sig under eller ha om sig om det känns kallt.
Ibland när saker är svåra så kan det vara skönt
att ha en filt runt sig för att få hjälp att hålla

ihop, lite som att någon kramar en. Kramar är svåra, eller hur? Jag vet att du längtar jättemycket efter att någon ska hålla om dig hårt och länge utan att släppa. Jag vet också att du är rädd för att vara för nära och för att sitta fast. Det är svårt när en sak känns olika samtidigt. Svårt att veta vad du vill. Vi låter filten vara en kram och så sitter jag i andra soffhörnet. Om du vill så får du komma hit och krama mig och då lovar jag att krama tillbaka. Jag lovar att jag håller kvar så länge du vill och att jag släpper så fort du vill. Här är det okej att behöva och att känna. Det är okej att vara helt tyst och inte våga möta någons blick. Här behöver du inte vakta mer. Jag gör det åt dig. Jag tar över nu.

När det blir hemskt nästa gång kan du försöka tänka på mig. Kom ihåg att jag vet vad som händer. Du är inte ensam om att veta. När du ligger i sängen på kvällen och viskar "jag klarar mig själv" om och om igen kan du tänka att jag finns där bredvid dig.

Nu ska jag säga något jätteviktigt. Lyssnar du? Det kommer inte alltid vara så här. Det kommer finnas snälla människor som vill lyssna på dig och hjälpa dig. Du måste vara modig ett tag till. Jag önskar att du inte behövde det. Och du, du finns. Inte för att någon annan vill att du ska göra saker eller finnas för deras skull. Du finns för att du är du. Det kommer bli bra. Under tiden så är jag med dig. Vi klarar det tillsammans.

Till Tova, tonårsdelen som svävar fritt utan bakgrund

Hej. Jag ser dig. Jag vet att du önskar dig bort. Att du inte vet varför eller vart, bara att du längtar efter något annat än det som är.
Du är inte konstig eller galen. Jag vet att du ofta tänker så. Det är inte du som är problemet. Det är allt som du inte har fått. Närhet, trygghet, omsorg, kärlek. Jag tror att det är orden du söker. Stora diffusa ord kanske. Det finns också de som gjort dig illa. Det är mycket som du inte minns och det behöver vara så. Du känner dig ofta felplacerad, som att inget hänger ihop. Du känner ibland att du lever någon annans liv, att du står utanför dig själv eller att världen känns dimmig och avlägsen. Allt det här är för att skydda dig. Det kommer bli bättre. Lyssnar du? Det kommer bli bättre. Du kommer få det du längtar efter även om det blir på ett annat sätt. Fortsätt att göra det som ger dig värme och tydlighet. Galoppera på grusvägens raksträcka i regnet. Skriv dikter. Lär dig dansa magdans i lägenheten i grannstaden och låt dig bli bjuden på kryddigt ris och bli sedd bortom orden. Åk till Stockholm med Tea och trängs i gränderna i Gamla stan. Jag vet att det inte hjälper på det sätt du behöver. Men det håller dig levande och du får känna att det finns människor som tycker om dig.
Du längtar bort och till något annat. Du känner att din längtan är förbjuden och att du borde sluta med dina fantasier om att hitta

andra föräldrar och att bli omhändertagen. Vet du? Det är dina drömmar som räddar dig. De ger dina känslor en riktning och en plats vilket är en början på att förstå vad du behöver och vad som är fel. Sedan önskar jag att det kunde finnas mer hjälp. Jag önskar att jag kunde ge dig ord för att prata med din lärare. Hon vill hjälpa dig, hon vill förstå vad som är fel och hon skulle lyssna. Jag vet också att du gör ditt allra bästa och att hon behöver ta fler steg, att du inte klarar mer än så här. Hon är viktig för dig och det är bra. Låt henne vara det. Jag vet att du skäms för det. Att du tycker att du är konstig som försöker vara i korridoren där hon har sitt lärarrum i hopp om att hon ska komma. Att du åker till skolan bara för chansen att se henne. Du har hittat ett bra sätt att överleva. Du ska vara stolt över din förmåga att göra andra människor viktiga för dig. Det är den förmågan som kommer leda dig till allt det du längtar efter och ännu inte har ord för.

Du kommer bryta dig loss en dag. Du kommer få hjälp att hitta alla ord och fånga känslorna och fylla det stora hålet i dig. Jag önskar att det kunde bli nu, idag. Jag önskar att du inte behövde vänta. Du gör det bra och det finns förklaringar till din känsla av tomhet och ensamhet. Hör du mig? Du gör det bra. Du ger inte upp hoppet om att det finns någon som kan bry sig om dig och hjälpa dig. Du gör rätt. Det finns. Det kommer bli bra.

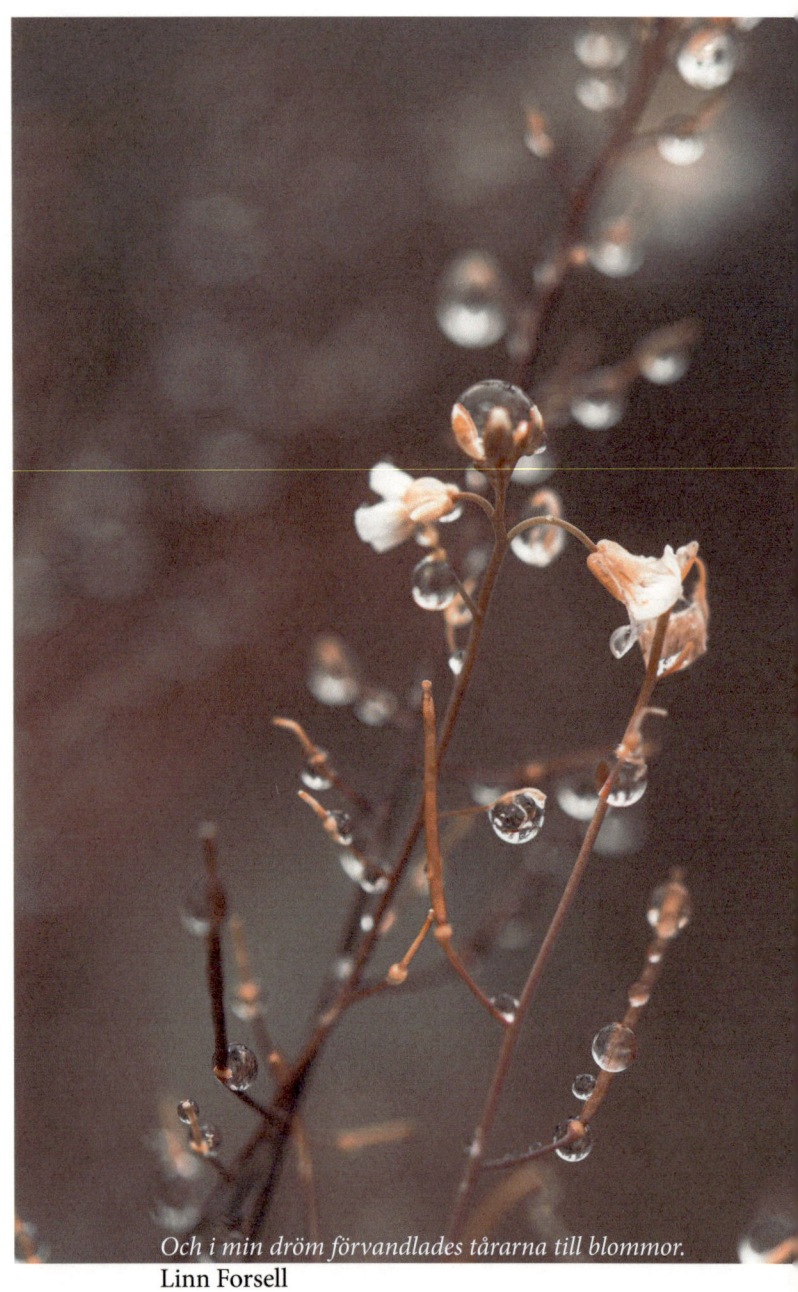

Och i min dröm förvandlades tårarna till blommor.
Linn Forsell

Brev till mina yngre jag

Hannis Hae

Brev till mitt 7-åriga jag

Hej

Jag vet att din värld just har fallit samman. En av de vuxna som brukade jobba jämt kan nu knappt gå och ligger på soffan hela dagarna. De vuxna har inte tid för dig längre, de vill inte se dig gråta. Jag vill att du ska veta att de har fel. Du får gråta hur mycket du vill, känslor är inte farliga, men ett barn kan inte själv förstå sina känslor utan vuxna som hjälper dem. Eftersom jag kommer från framtiden vet jag att en dag kommer du lista ut det ändå, utan dem. Jag vill ge dig ett litet hopp om att det inte alltid kommer att vara så här.

Du är sju år och din värld har just fallit samman, men jag lovar dig att det går att bygga upp den igen och att den till och med kommer att bli bättre än du någonsin kunnat drömma om. Men det kommer att dröja ett tag. Du har börjat skolan och jag vet du har lite svårt att lära dig stava, men när du kan läsa så lovar jag dig att det finns många olika världar du kan läsa dig till i böckerna, dit du kan rymma när de vuxna inte tar hand om dig. Jag skulle vilja ta din hand och få säga att du inte är ensam, men jag vet att jag inte kan för jag vet att det kommer att vara sant ett tag till. Så istället säger jag bara att det inte är ditt fel och att ensamheten du känner nu så småningom om kommer få dig att förstå människor på ett annat sätt än de flesta gör.

Snipp, snapp, snut så var brevet från ditt vuxna jag slut

PS Lägger en massa kramar och pussar i kuvertet. DS
PPS Du har en väldig bra fantasi kom ihåg det. DS

Brev till mitt 13-åriga jag

Hej

Jag vet att du ligger i sängen just nu, den värsta sommaren i hela ditt liv sker runt omkring dig. Jag vet att du tänker på att rymma hemifrån, jag vet att du kommer fram till att en 13-årig inte kan ta hand om sig och jag vet att du bestämmer dig för att inte rymma. Fastän du bara är 13 förstår du massor av saker som de vuxna inte tror att du förstår. Du anar att om du rymmer och tvingas komma tillbaka så kommer det bara bli ännu värre. Därför skriver jag det här brevet, jag vill säga till dig att det är okej att du stannar kvar, det är inte ditt fel det som händer. Det orättvisa i att vara ett barn som inte har bra föräldrar är att du inte har några rättigheter. De vuxna har däremot rättighet att behandla dig illa, men du har ingen religionsfrihet eller yttrandefrihet. En dag blir du vuxen och då kan de inte längre bestämma över dig och samhället ger dig rättigheterna de vuxna har över dig nu.

Ja, det här blev ett ganska dystert brev, men ett glatt brev hade inte funkat där du befinner dig nu. För jag vet vad du är rädd för just nu, du är rädd för att det som pågår kommer att fortsätta och eskalera till din död, att 13 år kan bli den enda tid du fick på denna jord, men eftersom jag skriver detta brev har du kanske redan förstått att du inte kommer att dö. Jag vet att du kommer att stänga dig som en mussla och vägra visa ditt inre under en lång tid. Det kommer att vara hemskt jobbigt men det är enda sättet du kan överleva på. Försök om det går att inte anklaga dig själv för det.

Jag är ledsen att säga dig att när du börjar skolan tre veckor senare än dina klasskamrater så kommer du att känna dig annorlunda från alla andra i din skola, du kommer känna dig mer ensam än någonsin. Tyvärr blir mitt råd att du behöver stå ut men det är bara två år kvar till gymnasiet, och även om det inte blir bättre hemma så kommer du få vänner där, som förstår dig och accepterar dig fastän du är annorlunda och det hjälper dig att flytta till en annan stad.

Jag vet inte hur jag ska avsluta så jag slutar bara såhär

Hej då
Från den som inte dog

PS Glöm inte bort att andas. DS

Brev till mitt 18-åriga jag

Hej!

Jag vet att du är arg. Det är en ilska som bubblar på insidan, varje dag fantiserar du om att skada de vuxna, och jag skriver till dig för att säga att det är okej. Att tänka på att skada någon är inte samma sak som att skada någon. Och du har all rätt i världen att vara arg, de har svikit dig. En förälders uppgift är att sätta barnets behov framför sina egna och detta är något våra föräldrar har misslyckas med katastrofalt.

Du har börjat ifrågasätta allt mer om det du fått lära dig som barn, dina kompisar i gymnasiet visar dig också att det du upplever hemma är annorlunda än för dem. Men det är också jobbigt att vara medveten om vilket helvete du lever i. Och att dina vänner behandlar dig bättre än din familj får dig att inse hur fruktansvärt du faktiskt haft det och fortfarande har det. Det är jobbigt att vara närvarande i detta, speciellt eftersom du inte ser någon annan utväg än att bo kvar tills du har gått ut gymnasiet. Jag vet att du lovade dig själv att ta ditt pick och pack och lämna samma minut du blir 18. Det känns som om du har svikit dig själv, men som den jag är nu kan jag bara säga: Det är svårt att klara sig ute i vida världen, speciellt för en med dina erfarenheter, tids nog kommer du härifrån. Jag lovar och svär på vårt liv. Att gå ut gymnasiet kommer att bli din biljett härifrån.

Styrkekramar
Från den som inte längre behöver vara stark

Kära jag.

Joy

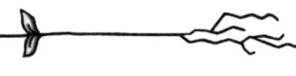

Kära jag.
Ditt liv är inte vad du vill att det ska vara.
Ditt liv har haft några medgångar, du har kämpat bra.
Men ditt liv har också varit tufft med många upplevelser som ingen vill ha.
Du har en fantastisk son, som du inte får bo med, för du är psykiskt sjuk.
Du önskar att du inte hade dina diagnoser, för sjukdom är ju inte vad du vill kalla det. Att vara sjuk är behandlingsbart, din psykiska sjukdom, eller diagnos som du föredrar, är ju inte som en vanlig sjukdom. Du har svårt att se hur du ska bli av med dina diagnoser, dina sjukdomar.

Kära jag.
Du älskar din son över allt annat. Du skulle göra allt för honom.
Hur kommer det sig då att du, i dina mörkaste stunder, inte vill leva?! Hur kommer det sig att du i dina mörkaste stunder försökt ta ditt liv?!
Du tror att du inte är värd någonting, du tror att livet oftast är svart.
Du har många förfärliga erfarenheter. Jag önskar allt kunde bli ogjort.
Jag önskar du kunde få uppleva att livet är vackert.

Jag önskar att du kunde uppleva ett liv utan psykiska besvär.
Ett liv utan flashbacks.
Ett liv utan mardrömmar.
Utan dissociationer.
Utan personal och psykiatriskt boende.
Utan sjukhus och terapi.

Kära jag.
Jag önskar dig ett liv med din son.
Ett liv i arbete, boende i ditt eget lilla hus.
Ett liv som fungerar.
Ett liv med bra saker, bra erfarenheter.
Du borde inte behöva zooma ut och dissociera i timmar.
Du borde inte behöva switcha eller byta mellan olika personligheter.
Du borde inte behöva glömma vad du gjort och varit med om.
Ditt liv kanske inte kommer bli perfekt men det kan bli ok.

Kära jag.
Du tycker om att rida och att odla.
Du önskar att du hade din son hos dig.
Du önskar att du kunde ut och segla jorden runt.
Att du fick behålla din båt.
Men ofta sparkar man på de som redan ligger ner.
Du kunde inte behålla din båt, för kommunen ska ha en vård- och omsorgsavgift på över 2100 kr per månad. Du tänker på det. Varför ska de

ta så mycket pengar från någon som redan får minimalt med pengar?

Varför ska man inte kunna ha ett intresse och få ha någonting man tycker är kul, bara för att man är sjukpensionär eller sjukskriven?

Kära jag.

Varför? Varför just du? Varför var du med om allt det där hemska? Allt det som gjorde dig till den du är idag.

När du mår bra är du: sprallig, glad, omtänksam, givmild och organiserad.

Men allt det där kan försvinna när du mår dåligt.

Du slutar inte vara de där sakerna men det är svårare att få fram dem.

Kära jag... ja, kära underbara jag.

Jag hoppas att du ska må så bra som du bara kan.

Kram från mig eller dig eller jag...

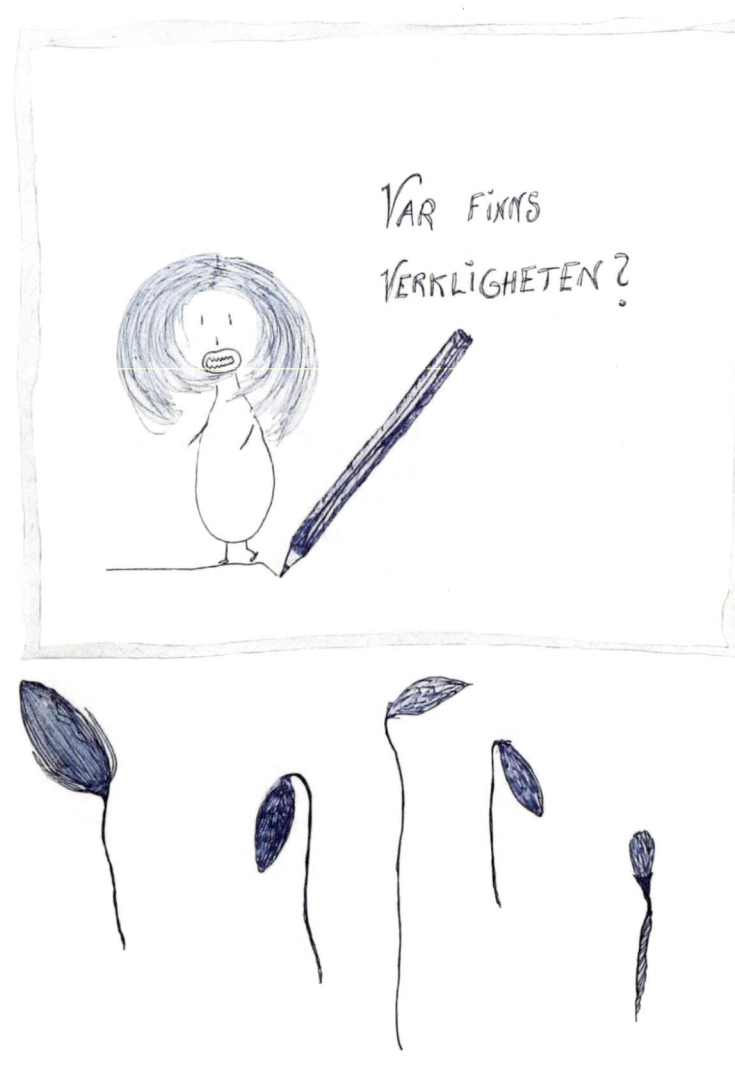

Var finns verkligheten?
Emil

Källor till texten
Vad är dissociation?

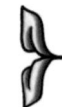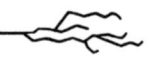

Olika modeller för att förstå dissociation

Ett dissociativt spektrum

Informationen är framförallt hämtad från kapitel 2 och 4 i
"The Stranger in the Mirror" av Marlene Steinberg, M.D. och Maxine Schnall.
Boken är utgiven 2000 av HarperCollins och har ISBN 0-06-019564-9.

Beskrivningen av det dissociativa spektrumet som olika grader på en skala är ett referat av
"The Continuum of Dissociation" som finns i artikeln
"The BASK Model of Dissociation" av Bennett G. Braun, M.D.
Artikeln publicerades i "Dissociation: Progress in the Dissociative Disorders" i mars 1988.

Avtrubbning och avskärmning

Informationen om den bilaterala modellen är hämtad från artikeln
"Are there two qualitatively distinct forms of dissociation? A review and some clinical implications" av Emily A. Holmesa, Richard J. Brownc, Warren Manselld,

R. Pasco Fearone, Elaine C.M. Hunterf,
Frank Frasquilhoe och David A. Oakleyg.
Artikeln publicerades i "Clinical
Psychology Review 25" 2005.

Strukturell dissociation

Informationen om strukturell dissociation är
framför allt hämtad från del 1 i
"The Haunted Self – Structural
Dissociation and the Treatment of Chronic
Traumatization" av Onno van der Hart,
Ellert R.S. Nijenhuis och Kathy Steele.
Boken är utgiven 2006 av W. W. Norton &
Company och har ISBN 0-393-70401-7.

Och till viss del från kapitel 5 i
"Vi är våra relationer – Om anknytning,
trauma och dissociation" av Tor
Wennerberg.
Boken är utgiven 2010 av Natur & Kultur
och har ISBN 978-91-27-11817-1.

Andra modeller

Informationen är hämtad från kapitel 4 i
"Psykoterapi vid dissociativa störningar"
av Anna Gerge (red.).
Boken är utgiven 2010 av Insidan och har
ISBN 978-91-978659-1-3.

Dissociativa tillstånd och diagnoser

I avsnittet om dissociativa tillstånd och diagnoser har jag framförallt använt mig av följande:

DSM-5 genom *"Mini-D 5 – Diagnostiska kriterier enligt DSM-5"* av American Psychiatric Association.
Boken är utgiven 2014 av Pilgrim Press och har ISBN 978-91-980079-1-6.

ICD-10 genom *"Internationell statistisk klassifikation av sjukdomar och relaterade hälsoproblem – Systematisk förteckning Svensk version 2019"* av WHO.
Hämtad från Socialstyrelsens hemsida http://www.socialstyrelsen.se/klassificeringochkoder/diagnoskodericd-10
Sidan är besökt under mars 2019.

ICD-11 genom *"ICD-11 International Classification of Diseases – 11th Revision The global standard for diagnostic health information"* av WHO
genom deras *"ICD-11 Coding Tool"* på hemsidan https://icd.who.int/ct11_2018/icd11_mms/en/release#/
Sidan är besökt under mars 2019.

Natur & Kulturs Psykologilexikon på hemsidan https://www.psykologiguiden.se/psykologilexikon/
Sidan är besökt under mars 2019.

Depersonalisation och derealisation

Här har jag dessutom använt
"Feeling Unreal –Depersonalization
Disorder and the Loss of the Self" av
Daphne Simeon, MD och Jeffrey Abugel.
Boken är utgiven 2006 av Oxford
University Press och har ISBN 978-0-19-
538521-2.

Dissociativ stupor

Här har jag dessutom använt artikeln
"Dissociative Stupor" på hemsidan
GoMentor: https://www.gomentor.com/
articles/dissociative-stupor
Sidan är besökt under mars 2019.

Dissociativ identitetsstörning

Här har jag dessutom använt kapitel 4 i
"The Haunted Self – Structural
Dissociation and the Treatment of Chronic
Traumatization" av Onno van der Hart,
Ellert R.S. Nijenhuis och Kathy Steele.
Boken är utgiven 2006 av W. W. Norton &
Company och har ISBN 0-393-70401-7.

Dissociation och psykos

Här har jag dessutom använt kapitel 7 i
"Psykoterapi vid dissociativa störningar"
av Anna Gerge (red.).
Boken är utgiven 2010 av Insidan och har
ISBN 978-91-978659-1-3.

Och kapitel 6 i

> *"The Haunted Self – Structural
> Dissociation and the Treatment of Chronic
> Traumatization"* av Onno van der Hart,
> Ellert R.S. Nijenhuis och Kathy Steele.
> Boken är utgiven 2006 av W. W. Norton &
> Company och har ISBN 0-393-70401-7.

Och "Table 3.1" i

> *"The dissociative identity disorder
> sourcebook"* av Deborah Bray Haddock,
> M.Ed., M.A., L.P.
> Boken är utgiven 2001 av McGraw Hill och
> har ISBN 0-7373-0394-8.

Och artikeln

> *"Auditory hallucinations: Psychotic
> symptom or dissociative experience?"*
> av Andrew Moskowitz, Ph.D. och Dirk
> Corstens, M.D.
> Artikeln publicerades i *"The Journal of
> Psychological Trauma"* 2007.